KB111849

장뇌력
(腸腦力)

CHOUNOURYOKU / JISSEN! CHOUNOURYOKU
Copyright©Takanori Naganuma 2011, 2013
Korean translation rights arranged with BAB JAPAN CO., LTD.
Through Japan UNI Agency, Inc., Tokyo and Korea Copyright Center Inc., Seoul.

이 책은 (주)한국저작권센터(KCC)를 통한 저작권자와의 독점계약으로 전나무숲에서 출간되었습니다.
저작권법에 의해 한국 내에서 보호를 받는 저작물이므로 무단 전재와 복제를 금합니다.

장뇌력

나가누마 타카노리 지음

배영진 옮김

전나무숲

'뇌(腦)'의 지배에서 벗어나
'장(腸)'이 이끄는 대로 느끼며 살자

조금 색다른 느낌이 드는 이 책의 제목 '장뇌력(腸腦力)'에는 이런 뜻이 들어 있다.

'장(腸)을 건강하게 하면 뇌(腦)도 활기차게 움직인다.'

이 책에는 많은 내용이 담겨 있지만, 이 문구가 핵심이다.

머리를 좋게 하려고 두뇌만 단련하다가는 '대갈장군'이 되기 쉽다. 하지만 이 책을 참고해 장 기능을 활발하게 하면 뇌 활동까지 좋아져 균형감 있고 유연한 사고를 할 수 있다.

'더 건강해지고 싶어', '정신적으로 편해지면 좋겠어', '기획력과 직관력을 기르고 싶어', '젊어지고 싶어', '살을 빼고 싶어', '대사증후군을 치료하고 싶어'와 같은 희망도 장과 뇌의 관계를 이해하고 이를 잘 활용하면 반드시 이루어질 것이다.

중요한 점은 '살아 있다'는 현상으로 눈을 돌리는 것이다. 살아 있다는 현상은 여러 가지로 해석할 수 있으나, 그중 하나가 '먹는 행위'이다. 즉 '살다'라는 말은 '먹다'라는 뜻이다.

생물 진화의 역사를 거슬러 올라갈수록 두 행위의 관계는 분명해진다. 먹으니까 살게 되고 활동할 수 있고 생각하고 느낄 수 있다. 이러한 먹는 행위의 주체가 바로 이 책의 주인공인 '장'이라는 기관(器官)이다. 뇌보다 훨씬 오래전에 생겨났고, 생명의 고향과 같은 우리 몸의 중심부에서 묵묵히 기다리다가 입을 통해 들어오는 것을 전부 받아주는, 아주 듬직한 존재가 바로 장이다.

그런 장을 우리는 그동안 너무 소홀히 대해온 건 아닐까? 사람은 뇌를 발달시킨 덕에 고도의 지성을 갖추었으나 언제부터인가 뇌가 주인 행세를 하기 시작한 탓에 몸속 가장 깊은 곳에 있는 생명의 근원으로부터 상당히 멀어지고 말았다.

만일 여러분이 이 말을 이해하지 못한다면 뇌가 너무 발달해 이미 대갈장군이 되었다는 증거이다. 이런 상태로 계속 살아가면 사는 것 자체가 괴로워질 게 뻔하다. 그러나 신체의 구성 원리를 잘 이해해 효율적으로 다스릴 지혜를 터득하면, 더 자유롭고 편안하게 살아갈 수 있다. 그 지혜는 지금까지 관심을 두지 않았던 퍼즐 조각을 하나하나 맞추어 다음의 사실을 깨달음으로써 터득할 수 있다.

먼저, 우리는 생물이며 장을 모체로 살아간다는 사실을 깨달아야 한다. 장은 음식물을 소화·흡수하고 배설하는 기관만은 아니다. 뇌로만 의식을 집중하면 좀처럼 알아채지 못하지만, 사실 장은 마음의 움직임과도 밀접한 관계를 맺고 있다. '나라는 존재는 어디에 있는 것일까? 어떻게 인식하는 게 좋을까?' 하는 철학적인 주제도 장의 진화 과정을 살펴봄으로써 답을 얻을 수 있다. 먹는 행위로 장의 운동을 활발하게 하여 생물로서의 감각을 되찾아보자. '장은 제2의 뇌'라는 설이 있는데, 이 책을 읽으면 오히려 '장은 제1의 뇌'라고 할 정도로 중요한 기관이란 사실을 깨달을 것이다.

생각하는 행위의 근본은 뇌에 있고, 느끼는 행위의 근본은 장에 있다. 생물은 장에서 진화했으며, 뇌는 훨씬 뒤에 생겨났다. 생각하는 행위보다 느끼는 행위의 역사가 더 길다. 그러므로 생각하기 전에 먼저 느껴보자. 느낀 대로 움직여보자. 이렇게 생활방식을 바꾸면 눈앞에 놓인 어려움을 극복할 수 있는 큰 힘을 기를 기회도 생길 것이다. 가끔 오작동을 일으켜 우리를 엉뚱한 방향으로 이끄는 등 아직도 제 기능을 발휘하지 못하는 뇌와도 적당히 거리를 두고 살아갈 수 있다.

머리를 너무 많이 쓰면 우리는 위의 그림처럼 매우 불안정한 상태가
된다. 장의 운동을 활성화하면 무게 중심이 안정되어 몸과 마음이
균형을 이룬다.

차 례

장뇌력이란
무엇일까?

도 적당히 거리를 두고 살아갈 수 있다.

장뇌력을 갈고닦아야
하는 이유

3장　내가 먹는 것이 곧 나다

면역력을 높여 장뇌력을 기른다

4장

미토콘드리아가 활기차야 장도 편안하다

5장

6장 장이 건강해지는 '미생물'과 더불어 사는 지혜

7장 마음까지 편안해지는 디톡스, 아침단식법

8장 자신을 발효시켜서 생명력을 높이자

1장

장뇌력이란
무엇일까?

01

심장과 폐에도
'마음'이
깃들어 있을까?

나의 주장을 한마디로 요약하면 이렇다.

'우리는 장에서 생겨났다. 뇌는 우리의 근원이 아니다.'

첫머리부터 결론을 말하는 이유는 '뇌는 나의 근원이며, 모든 것을 결정한다'고 생각하는 사람이 많기 때문이다. 여기서 말하는 근원이란 '내 존재의 기원'을 뜻한다. "근원이 뇌가 아닌 장에 있어?", "내가 장에서 생겨났다는 거야?"라며 의아하게 여기는 사람도 많을 성싶다.

소화관인 장이 느끼거나 생각하는 근원이라니… 상식적으로 이해하기 어렵겠지만, 만약 이 얘기가 어떤 사실에 근거를 두고 있다면 어떻게 하겠는가? 그렇다면 여러분이 알고 있던 '뇌가 명령한 대로 몸이 움직이고 뇌가 생각한 대로 행동한다'는 마음과 몸에 관한 인식이 앞으로는 크게 바뀌어야 할 것이다.

심폐 이식 수술을 받은 클레어 실비아(Claire Sylvia)라는 미국인 여성이 있다. 그녀의 얘기는 《기억하는 심장》(가도카와쇼텐 출간)이라는 책에 소개되었는데, 그녀는 수술이 끝난 뒤부터 자신 안에 '새로운 마음'이 생겨났음을 느껴왔다고 한다. 그 새로운 마음은 오토바이 사고로 숨지면서 그녀에게 심장과 폐를 기증한 한 젊은 남성의 성격이었다. 심장과 폐를 이식받으면서 새로운 인격까지 이식받게 된 것이다. 현대의학으로는 도저히 해석되지 않아 이 사실을 무시하는 사람도 많지만, 이와 비슷한 사례는 더 있다고 한다.

의학적 관점에서 보면 심장은 산소를 온몸으로 내보내는 장기에 지나지 않지만 실제로는 그 이상의 기능을 하는 것으로 느끼는 사람들이 있다는 것이다. 이는 소화기관인 장에 관해서도 마찬가지다. 장은 음식물을 소화·흡수·배설하고, 질병을 예방하는 면역 체계의 중추 역할을 하는 등 다양한 기능을 수행하면서 마음(감정)과도 깊은 관계를 맺고 있다. 생각하는 행위와 느끼는 행위는 서로 다르며, 그중에서 느끼는 행위는 장이 맡고 있다는 말이다. 장뇌력, 즉 몸과 마음을 바꾸는 저력은 장에 있다는 것이다.

02

'장이 느끼는 것'이
마음의
기원이다

생물의 계통발생학적 관점에서 보면 심장과 폐는 물고기의 호흡기관인 아가미에서 처음 생겨났다. 그러면 아가미는 어디에서 생겨난 걸까? 바로 장의 일부가 변화한 것이다.

진화의 계통을 거슬러 올라가다 보면 인류의 조상인 초기 척추동물은 입부터 항문까지 이어진 한 개의 소화관, 즉 장 하나로 이루어져 있었다. 이 단계에는 아직 뇌가 생기지 않았다. 장에서 심장이나 폐와 같은 장기들이 생겨나고, 장벽과 체벽(몸통 안쪽 벽)에 있던 신경들이 서로 이어져서 뇌가 생겼다고 추정된다. 그러니 심장에 마음[心]이 있다고 하면 당연히 그 근원은 장에 있는 것이다. 즉 '장이 마음의 기원이다'.

'마음은 장에도 심장에도 존재한다'라고 주장하는, 내장을 중심으로 한 신체관(身體觀)은 현대의학적 시각으로는 생뚱맞아 보일 것이다. 하지만 동양의 신체관에 동의하거나, 적어도 무예·무술, 요가, 단전호흡, 지압 요법 등을 터득한 사람이라면 배(복부)가 신체의 중심부 이상의 의미를 가진 다는 점을 이해할 것이다.

동양의 전통적 신체관은 '지(知), 정(情), 의(意)'로 요약된다.

- **지(知)** : 사고. 머리(뇌)의 자아가 관장한다.
- **정(情)** : 감정. 가슴(심장)의 자아가 관장한다.
- **의(意)** : 의지·의욕. 배(장=복부)의 자아가 관장한다.

머리는 물론이고 가슴과 배에도 자아가 존재한다고 본 것이다. 요컨대, '나'는 뇌라는 '부분'이 아닌 몸이라는 '전체'에 존재한다는 의미다.

동양에서는 이 세 개의 자아 가운데서도 배(장)의 자아를 단련하는 게 가장 중요하다고 여겨왔다. 생물의 계통발생을 거슬러 오르면 뇌의 자아 도 심장의 자아도 모두 장에서 생겨났기 때문이다. 그리고 장은 오늘날 우 리 몸에 비추어보면 배에 해당한다.

중요한 점은 이 세 개의 자아가 균형을 잡는 것이다. 머리(뇌)의 자아만 으로는 몸에서 일어나는 힘차고 활발한 생명활동을 느끼지 못한다. 사는

● '뇌'로만 사는 것을 그만두자 ●

뇌로 생각하는 것이 자신의 전부가 아니다. 뇌가 자신이라고 생각하는 동안에는 몸에서 일어나는 '감각'을 느낄 수 없다. 먼저, 머리로 생각하지 말고 몸으로 느껴보자. 그렇게 하면 몸의 중심부에 있는 장과 '마음(감정)'의 깊은 관계를 서서히 느낄 것이다.

게 무엇인지 깨닫지 못한다. 이같이 삶의 의미를 상실한 상태를 나는 '대갈 장군'이라고 일컫는다.

'우리는 장에서 생겨났다. 뇌는 우리의 기원이 아니다'라는 말은 "음식물을 소화·흡수·배설하는 현상이 '산다'는 행위의 원점"이라는 뜻을 담고 있다. '산다'는 것은 '먹는다'는 것이다. '먹는다'는 행위는 장이 꿈틀거리는 현상이며, 여기에 '느낀다'라는 행위의 기원이 있다.

즉 생물은 뇌가 생겨나기 훨씬 이전부터 끊임없이 무엇인가를 하고자 느끼면서 살아왔으며, 소화관인 장은 느끼는 기능의 주체였다. 물론 고등 생물로 진화한 인간도 그 기능을 물려받았다. 소화관인 장은 세포 분화를 거쳐 폐·심장·뇌 등에 기능을 나누어 주면서 세 개의 자아로 상징되는 보다 복잡한 의식을 형성했지만 의식의 원점은 어디까지나 '장'에 있다.

● 머리, 가슴, 배의 균형이 소중하다 ●

지(머리)
뇌의 자아 …… 사고(思考)

정(가슴)
심장의 자아 …… 감정

의(배 = 복부)
엉치뼈·꼬리뼈의 자아 …… 직관(直觀)
생식기의 자아 …… 본능

살아가는 데에는 '지', '정', '의'의 균형이 소중하다. '지'에 치우치면 대갈장군이 될 뿐만 아니라 신체의 중심인 배에서 잠자는 본능이나 감정, 직관을 잃어버린다. 심신이 균형을 이루려면 무게의 중심을 안정시키고 뱃속을 편안하게 해야 한다. 그렇게 하면 자신의 내면에 존재하는 자아와 대화할 수 있다.

03

먹은 음식이
장과 마음의 건강을
좌우한다

장은 마음(감정)의 근원이면서 음식물을 소화·흡수·배설하는 역할을 한다. 이 두 가지를 연결해 생각하면 평소 우리가 먹는 음식이 신체 건강은 물론 정신 건강도 좌우한다고 말할 수 있다. 즉 장의 활동이 불안정하면 심리적 안정감도 흔들린다. 그렇기에 장이 불안정한 시기에 생긴 고민은 더욱 심각하게 와 닿는다. 장과 마음 사이에는 이런 인과관계가 성립한다.

'장이 더러우면 마음도 더러워진다. 장이 깨끗하면 마음도 깨끗하다.'

쉽게 생각해보자. 우리는 배가 살살 아프면 마음이 초조하고 불안해 침착함을 잃어버린다. 반면, 이유도 없이 조마조마하고 불안할 때가 있는데 그것은 정신력이 약해서가 아니라 장이 그렇게 반응하고 있어서인지도 모른다. 그 사실을 안다면 공연히 자신을 원망하지 않을 것이며, 감정이 흔들리는 상황에서 벗어나기 위해 장을 깨끗이 하려는 노력을 하게 될 것이다. 장이 건강해져서 뱃속이 안정되면 의욕이 생기고 각오를 다질 수 있을 만큼 서서히 마음이 단단해진다. 이런 상태에서는 조금 불안한 일이 생기더라도 마음에 담아두지 않고, 괴로운 일이 생겨도 맞서서 해결하려는 의욕이 솟아난다.

생물에게 자아의 욕구란 '살고 싶다'는 의사 표현이므로 그 자체를 나쁘다고 할 수는 없다. 하지만 장의 활동이 불안정해 대사 작용이 원활하지 못하면 신체가 손상되는 것은 물론 살고자 하는 자아의 욕구도 삐뚤어진다. 자아가 삐뚤어지면 의욕이 넘치고 매우 활기가 넘쳤던 사람도 판단력이 흐려진다. 게다가 본능적인 욕구를 적절히 조절하지 못해서 주위 사람들과 충돌을 일으키기 쉽다. 그래서 장과 마음의 관계를 이해하고 자신의 장과 성질이 맞는 식품을 매일 먹는 게 중요하다.

두뇌 쓰는 법을 가르치는 강연회는 많이 열리는데, 장 활동과 정신력의 관계를 알려주는 강좌는 거의 없다. 음식이 중요하다는 이야기를 들어도 고작 "장 속을 개선하는 것이 몸에 좋아!"라며 신체 건강만 생각하기 일쑤다. 하지만 먹은 게 충분히 소화되지 않아서 장 활동이 불안정해지면 뇌의 분별력이 흐려지는 만큼 뇌로는 조절할 수 없는 힘이 장(복부)에서 잠자고 있다.

04

세로토닌은
90% 이상이
장에서 분비된다

장과 마음의 관계와 관련해서 짚어볼 사항이 또 하나 있다.

정신의료 분야에서는 우울증의 원인을 '세로토닌(serotonin)이 부족해서' 라고 말한다. 이런 이유로 세로토닌이라는 신경전달물질의 작용을 조절하는 것이 우울증 개선의 핵심 치료법 중 하나로 손꼽힌다. 하지만 세로토닌의 작용을 항우울제와 같은 약물로 조정하려고 하면 반드시 부작용이 생기고 만다.

항우울제를 쓴다는 것은 약의 힘으로 뇌 활동을 조절한다는 얘기인데, 과연 이런 방법으로 어느 정도 효과를 볼 수 있을까? 여기까지 읽어온 독자라면 방법에 문제가 있다는 것을 눈치 챘을 것이다. 왜냐하면 이 방법은 장 활동을 안정시키는 것과 전혀 연관성이 없기 때문이다.

물론 어떠한 방법을 쓰더라도 치유만 할 수 있다면 문제 될 게 없다. 하지만 최근 10년간의 통계를 보면 정신과 또는 심리치료 내과의 숫자가 늘어나면서 우울증 환자의 수도 같이 늘고 있다. 이러한 사실에는 다음의 두 가지 의미가 숨어 있다.

① '뇌 속의 세로토닌 분비가 우울증 발병과 관계있다'는 말은 가설일 뿐 과학적으로 검증된 바가 없다.

② 세로토닌의 95%는 장이 꿈틀운동을 할 때 장에서 분비된다. 뇌 속에서 분비되는 양은 고작 3%뿐이다.

①에 관해서는, 과학은 기본적으로 가설에서 출발하므로 그 자체를 문제 삼는 것은 아니다. 다만 항우울제 등의 약품이 이런 가설을 전제로 개발된 것이라서 여기에 문제가 생기면 정신의료의 토대 자체가 크게 흔들린다. ②에 관해서도, 이 사실을 처음 알게 된 사람은 상당히 놀랐을 것이다. 이 두가지를 합치면 다음의 결론에 이른다.

'①이 어디까지나 가설인 데다 그 가설을 기초로 한 약물치료는 효과를 충분히 거두지 못하고 오히려 환자 수만 늘리고 말았다.'

장이 제대로 꿈틀운동을 한다는 것은 소화·흡수·배설이 원활하고, 앞

● 세로토닌의 95%는 장에서 분비된다 ●

장이 꿈틀운동을 하면

세로토닌이 분비되어

=

마음이 안정된다

마음의 작용을 조절하는 세로토닌은 뇌에서 분비되는 신경전달물질의 하나로 알려졌다. 하지만 실제로는 전체 양의 95%가 장이 꿈틀운동을 할 때 장에서 분비된다. '장이 꿈틀운동을 하면 세로토닌이 분비되어 마음이 안정된다'라고 인식하면 정신 안정의 메커니즘을 충분히 이해할 수 있다.

서 설명했듯이 세로토닌도 충분히 분비되어 장 활동이 지극히 안정된 상태를 말한다. 이런 상태일 때 마음은 아주 평온하다. 장 활동이 이 상태를 회복할 수 있다면 그것만으로도 우울증 증세가 상당히 개선되지 않을까?

뇌 속의 세로토닌 작용이 우울증 발병에 관여한다는 가설이 사실일지도 모른다. 하지만 이 책에서 소개한 대로 장을 제대로 돌보면 복잡한 뇌 속에 일부러 약물을 투여하는 위험을 무릅쓸 필요가 없다.

우리는 그동안 원천 기관인 장을 과소평가한 나머지 조금은 소홀히 대해왔다. 뇌 활동을 연구해 두뇌 강화 훈련 등에 활용하는 것도 필요하지만 그런 훈련이 유행처럼 번진 탓에 더욱 근원적인 자아는 어두운 암흑 속에 갇히고 만 것이다. 그 영향으로 잠재능력도 발휘할 수 없게 되었다.

강조하는데, 장은 '제1의 뇌'이며 뇌는 장의 활동에 순응한다. 이 책을 읽다 보면 예부터 탐구되어온 '깨달음'이라는 현상도 장 활동과 깊이 연관되어 있다는 사실을 차차 알게 될 것이다.

● 장뇌력을 연마하자 ●

장과 마음(감정·본능)이 밀접하게 연결되어 있다고 전제하면, 매일 먹는 음식의 중요성이 또 다른 각도로 새롭게 인식될 것이다. 장과 성질이 잘 맞는 음식으로 식사 내용을 바꾸는 것은 '장=마음'의 안정으로 이어지고, 뇌 활동도 활발해진다. 또 외부로부터 정보를 포착하는 힘인 직관력을 높여준다. 이처럼 장과 마음이 몸과 조화를 이루면서 장뇌력이 연마된다.

장뇌력은 나의 힘

1 우리의 존재를 결정짓는 것은 뇌가 아니다.

2 마음(감정)의 기원은 장, 즉 소화관에 있다.

3 음식물의 소화·흡수·배설이 '산다'는 행위의 근원이다.

4 장이 더러우면 마음의 더러움, 감정의 졸렬함으로 이어진다.

5 장이 꿈틀운동을 하면 세로토닌이 분비되어 몸과 마음의 안정이 촉진된다.

2장

장뇌력을
갈고닦아야
하는 이유

감정과
직관은
어떻게 다른가?

이제까지 '마음의 기원은 장에 있다'라는 주장을 여러 각도로 살펴보았다. 여러분은 어떻게 느꼈는가? 이는 생물의 진화 과정을 거슬러 오르며 이끌어낸 가설이지만, 우리 몸의 감각에 꼭 들어맞는 부분이 상당히 많다.

여하튼, 인류의 조상인 초기 척추동물은 단순한 신경 줄(신경 다발)과 소화관(장)만으로 생존했다. 이러한 원시생물은 인간처럼 생각하는 능력이 있지는 않았지만 살아있으므로 느끼는 기능은 있었다. 머리가 아닌 장에서 말이다. 그렇게 느낀 감정이 신경을 통해 근육에 전달되어 행위가 일어났다. 적어도 원시생물은 그렇게 살아갔다. 그후로 뇌가 발달했다고 해서 이러한 감각이 전부 없어졌다고 여기는 것은 우스운 이야기이다. 오히려 생물 수준의 느끼는 힘에 생각하는 힘이 더해졌다고 볼 수 있다.

진화한 생물이라면 본디 이 두 힘을 자유자재로 쓸 수 있어야 한다. 하지만 현대인은 생각하는 힘에만 치우친 나머지 느끼는 힘을 충분히 발휘하지 못하는 경우가 많다. 이는 생물의 본능인 '살고자 하는 의욕'을 잃어버리고 어느새 대갈장군이 되고 말았다는 뜻이다.

지금 당장 대갈장군 상태에서 벗어나는 방법을 알고 싶겠지만, 그 대답은 잠시 미루겠다. 마음이나 감정 너머에는 더욱더 모호한 의식의 세계가 있으며, 그 세계에 대해 꼭 얘기하고 넘어가야 하기 때문이다. 그것은 다름 아닌 '영혼'의 세계다.

영혼이라는 말을 쓰면 종교적 색채가 짙다는 이유로, 혹은 과학이나 의학의 대상이 아니라며 듣기 싫어하는 사람도 있겠지만 반드시 그렇다고는 할 수 없다. 왜냐하면 영혼을 무시해버리면 사람이 더 나은 삶을 사는 데 꼭 필요한 '직관력'이나 '인격'의 본질을 파악하기가 어려워지기 때문이다. 장뇌력을 갈고닦는 진정한 목적도 사실은 여기에 있다. 그러니 선입견을 버리고 '영혼이란 무엇일까?'를 생각해보자. 이를테면 WHO(세계보건기구)에서는 건강을 이렇게 정의한다.

'건강이란 신체적·정신적·사회적으로 완벽히 양호한 상태를 말하며, 단순히 질병에 걸리지 않았거나 허약하지 않은 것을 뜻하지는 않는다.'

그런데 최근 이 정의에 '영적으로(spiritual)'라는 표현을 더해야 한다는 논의가 분분하다. '매우 좋은 영적 상태'도 건강의 정의에 포함되어야 한다는 말이다. 혹자는 '영적인 것이 정신적인 것과 어떻게 다른가? 같은 것이 아닌가?'라고 생각할 것이다. 결론을 얘기하면, 여기서 말하는 '정신적'이란 마음의 상태를 가리키는 것으로 '영적'이라는 표현과는 뜻이 크게 다르다. 예부터 동양에서는 이 두 가지를 명확하게 구별해왔다. 그래서 '사람이 죽은 후에 마음은 사라져도 영혼은 그대로 있다'고 믿었다.

직관의 안테나는
어디에?

그러면 영혼이란 도대체 무엇일까? 영혼과 마음의 차이가 이해되지 않는다면 두 단어를 '직관'과 '감정'으로 바꾸어보자. 직관은 '외부로부터 정보를 포착하는 안테나'와 같다. 이는 장에서 시작된 감정(마음)과 어딘지 모르게 성질이 다르다. '순간적으로 번쩍이는 것은 직관'과 '마음으로 느끼는 것은 감정', 이렇게 생각하면 두 단어를 확실히 구분할 수 있으리라.

직관이 안테나가 신호를 감지하듯 포착된다고 치고, 그렇다면 그 안테나는 어디에 붙어 있을까? 일반적으로는 뇌를 떠올릴지도 모르겠다. 이런 식으로 직관과 감정을 구별할 수도 있겠지만, 여기에는 함정이 있다.

예컨대, 축구 경기가 펼쳐지는 상면을 떠올려보자. 선수가 머리로 일일이 생각하면서 행동한다면 물 흐르듯이 경기를 할 수 있겠는가? 야생동물은 축구 선수 이상으로 '아무것도 생각하지 않는다'. 느낀 대로 행동하므로 생각해서 행동하는 인간에 비해 훨씬 자연스럽게 움직일 수 있다. 생각하자마자 행위로 바로 이어지지 않으면 직관도 '문득 떠오른 생각'에 지나지 않는다. 야생동물은 '문득 떠오른 생각'에 따라 행동하면 도저히 살아갈 수 없다. 그런 의미에서 뇌에는 안테나가 없다.

이러한 점을 근거로 하면 마음(장)에도 머리(뇌)에도 속하지 않는 직관의 본질이 어렴풋이 드러난다.

- 느끼다 → 마음(장)

- 생각하다 → 머리(뇌)

- 번쩍이다(직관하다) → ?

옛사람들은 '번쩍이다, 직관하다'를 영혼이라는 개념과 연관해 '영감(靈感)'이라고 불렀다. 종교나 철학의 세계에서는 '계시'라는 단어를 사용하는데, 이 말도 '마음으로 느끼다'라는 개념과 어딘가 달라 보인다. 조금 전에 이야기한 'WHO 건강 논의'까지 들추지 않더라도 마음이 건강한 것과 영적으로 건강한 것의 차이도 엿보일 것이다. 영혼이라는 개념은 인간의 본능과 관련지어서 과학적으로 인식해야 하는 감각의 하나라고 할 수 있다. 장뇌력을 갈고닦는 일은 직관력을 기르는 길이다.

마음의 세계 너머에 있는
'직관지'의 세계

영혼이라는 단어는 '인격', '품격'과도 서로 뜻이 통한다.

최근에는 그다지 많이 사용하지 않지만, 이를 잘 표현한 말이 '영성을 갈고닦다'라는 관용어이다. '마음을 갈고닦다'라는 말과 혼동하기 쉽지만, 속뜻을 따져보면 서로 다르다는 것을 알 수 있다.

이를테면 몽골 출신 씨름 선수 아사쇼류(朝青龍)가 있다. 그가 요코즈나로 최고 선수로 활약하던 무렵에 제멋대로 행동한 것이 문제가 되면서 심사위원들 사이에서는 '최고 선수의 품격'을 둘러싼 논란이 한참 벌어졌다. 그들의 논란은 이런 내용이었으리라.

"그저 힘이 세다는 것만으로는 진정한 최고라 할 수 없다. 품격을 갈고닦는 게 중요하다."

그렇다면 품격이란 무엇을 말하는 것일까? 품격은 '영성을 갈고닦는다'는 의미이다. 거듭 강조하지만 우리 몸의 생리에 비추어볼 때 '마음으로 느끼다'와 '머리로 생각하다'는 전혀 다르다. 그리고 사람에게는 마음으로는 인식할 수 없는 '직관지(直觀知)'라는 능력도 있다. 사람이라는 존재의 본질을 깨달으려면 먼저 그 구조를 이해해야 한다.

02

직관은
뇌가 아닌 꼬리뼈가
포착한다

품격, 직관과도 의미가 통하는 영성은 어떻게 연마하고 그 수준을 높일 수 있을까? 앞서 설명한 '직관과 감정의 차이'와 연관 지어 생각해보자.

마음(감정)은 소화관인 장과 직접적인 관계를 맺고 있지만, 직관은 신경계와 관계가 깊다. 신경은 외부의 자극을 포착하는 구실을 하며 몸속 구석구석까지 둘러쳐져 있다. 그러면 핵심인 '안테나'는 도대체 어디에 세워져 있을까?

다시 한 번 축구 경기를 떠올려보자. 물 흐르듯이 경기를 이어가려면 직관과 행위가 끊임없이 서로 연결되며 나타나야 한다. 직관과 행위가 일

● 중추신경의 구조 ●

뇌

목신경(8쌍)

가슴신경(12쌍)

허리신경(5쌍)

엉치신경(5쌍)

꼬리신경(1쌍)

장에서 생겨나는 감정·본능과 달리 외부로부터 정보를 포착하는 직관 (inspiration, 영감)에는 신경의 작용이 관여한다고 추정된다. 신경의 가장 중요한 부분을 차지하는 게 중추신경(척수)다. 우리 몸의 중심인 복부 (장)와의 상관관계 측면에서 보면 뇌보다는 엉치뼈·꼬리뼈에 있는 신경 (엉치신경·꼬리신경)이 더 중요하다고 할 수 있다.

치할수록 더 자유롭게 경기를 할 수 있다. 경기 동작에서 행위의 출발점이 되는 무게중심이 바로 '복부' 또는 '단전(丹田)'이라 불리는 부위다. 복부에 위치한 소화관인 장에는 안테나를 세울 만한 장소가 없다. 우리가 주목해야 할 것은 신경의 작용이다. 척추동물은 척추뼈를 따라서 중추신경(척수)이 뻗어 있다. 그중에 우리 몸의 무게중심에 해당하는 엉치뼈에는 5쌍의 신경(엉치신경)이, 끝 부분인 꼬리뼈에는 1쌍의 신경(꼬리신경)이 있다. 우리 몸의 구조를 살펴보면 뇌의 반대 위치에 있는 꼬리신경이 안테나에 어울린다는 생각이 든다. 알다시피 꼬리뼈는 동물의 꼬리가 없어지고 이름만 남아 있는 부위이다. 흔히들 뇌가 발달하면서 퇴화한 유물처럼 인식하지만 그곳에는 엄연히 1쌍의 신경이 뻗어 있다.

고작 1쌍뿐인 이 신경의 가치를 어떻게 매겨야 할까? 꼬리신경은 겨우 1쌍이지만, 이 신경이 포착한 정보는 행위의 출발점인 엉치뼈에 즉각 전달된다. 야생동물의 슬기롭고 날렵한 동작은 꼬리뼈와 엉치뼈의 연동으로 보는 게 이치에 맞다.

거듭 강조하지만, 생물은 뇌가 형성되기 이전부터 늘 무엇인가를 느끼고 그것을 이루고자 살아왔다. 척추동물의 역사만 보더라도 족히 5억 년 이상이다. 기원을 따지자면 뇌가 만드는 '생각'보다는 척수에서 생기는 '직관', 장에서 느끼는 '감정'과 '본능'이 한층 오래되었다.

우리 몸의 기능을 제대로 조사해보면 다음과 같은 역설이 자연스럽게 성립된다.

- 뇌를 아무리 단련해도 직관이 연마되지 않는다.
- 머리 쓰는 일을 그만두었을 때 비로소 직관이 생긴다.

꼬리뼈(꼬리)에 남은 단 한 쌍의 신경은 그 자체가 직관의 본질을 일깨우는 암시이며 상징이라고 할 수 있다.

● 동물은 '꼬리'로 직관을 포착한다 ●

뇌

몸 중심(무게중심 = 배)

직관(꼬리·꼬리뼈)
↓
행위(엉치뼈)

직관을 머리(뇌)로 포착한다면 행동으로 옮기기까지 아무래도 시간차가 생기고, 그렇게 되면 물 흐르듯이 동작할 수 없다. 동물과 마찬가지로 먼저 꼬리(꼬리뼈)로 정보를 포착하고, 그것을 몸의 중심부(무게 중심)인 배에 전하는 구조가 자연스러 운 행위의 기본이다 뇌가 직관을 인식해 어떤 행위인지 파악하는 것은 동작이 끝난 뒤의 일이다.

03

깨달음은 '생물로서의 나'를 기억해내는 일이다

　직관을 포착하는 방법을 전제로 불교에서 말하는 좌선의 의미를 알아보자.

　일반적으로 좌선은 수행자가 번뇌(고민이나 불안, 근심 등)에서 벗어나 깨달음을 구하는 데 의의가 있으며, 묵직한 무게중심을 낮춤으로써 수행자를 평안하게 하는 훈련이다.

　"고민을 만들어내는 원천인 '뇌'에서 벗어나 생물로서의 기원이 더욱 오래된 '배'에 의식의 중심을 내려놓는다."

　바꾸어 말하면, 좌선은 '생물로서의 나'를 기억해내는 수단이라고 할 수 있다.

마음속으로 그려보면 알겠지만, 우리는 가슴이나 복부(장)에서 느끼기만 하지 고민 따위는 하지 않는다. 고민의 주체는 어디까지나 뇌다. 하지만 사람은 수억 년에 걸쳐 뇌를 독특하게 발달시켜온 나머지 습관적으로 머리로 생각하기 때문에 고민의 주체가 자기 자신이라고 믿어버리곤 한다.

불교에는 '무명(無明)'이라는 용어가 있다. 무명은 마음을 어지럽히는 원인이다. 의식이 뇌에 치우친 상태, 요컨대 몸의 존재를 잊어버리고 뇌만 기능하는 현상도 무명이라 할 수 있다. 몸은 자연의 일부이다. 그러므로 몸의 존재는 잊어버린 채 뇌만 기능한다는 것은 뇌만 이 세상에서 고립되어 있다는 의미이다. 만약에 살아 있는데도 살아 있다는 게 느껴지지 않는 상태라면 이는 의식이 뇌라는 우리에 갇혔기 때문이라고 할 수 있다. 거듭 말하지만, 이를 두고 '무명'이라고 한다.

무명에서 벗어나려면 뇌로 의식이 쏠린 대갈장군 상태를 알아차려서 '의식의 중심을 신체의 중심에 맞추어야' 한다. 이것이 좌선의 의의이며, 중심을 맞추는 연습을 거듭하다 보면 직관의 회로(回路)와 연결되는 '깨달음'이라는 체험을 하게 된다.

물론 배, 즉 하반신에는 엉치뼈·꼬리뼈 외에도 감정의 원천이라고 할 만한 장이 턱 버티고 있다. 게다가 본능의 모체인 생식기도 바로 옆에 있다. 그러므로 의식의 중심을 배에 내려놓는다는 것은 필연적으로 삶의 강렬한 에너지와 대립한다는 뜻도 담고 있다.

● 뇌가 만들어낸 환상에서 벗어나자 ●

손실·이득

걱정

불안

비교

고민

사람을 괴롭혀 옴짝달싹 못하게 하는 '불안', '걱정', '고민' 등은 전부 뇌가 만든 것이다. 이는 실체가 없다. 그저 일상에서 뇌가 생각해 낸 조건이나 버릇에 지나지 않는다.

생물로서의 내가 존재하는 세계와
연결되었다는 감각을 익히자

'깨달음' 하면 아무나 할 수 없을 것 같다는 생각이 먼저 들지도 모르겠다. 하지만 꼭 그렇지만도 않다. 지금까지의 설명을 되새겨보면 깨달음이 상당히 간단한 현상임을 알 수 있다.

먼저, 조금 전에 설명한 '직관은 단 한 쌍밖에 없는 꼬리신경과 연결된다'는 정의를 기억하자. 이 정의는 어디까지나 인체 구조를 기반으로 이끌어낸 가설이지, 과학적으로 증명할 수 있는 이야기가 아니다. 하지만 '단 한 쌍의 신경과 연결된다'라는 말을 핵심어로 하면 재미있는 현상을 파악할 수 있다.

일류 피아니스트의 연주 장면을 떠올려보자. 양 손가락을 자유자재로 움직여 건반을 두드리는 동작은 연습을 많이 했더라도 아무나 흉내 내지 못한다. 손가락 끝의 신경이 하나하나 다른 신경들과 연결되어 양 손가락이 무의식적으로 움직여야만 물 흐르듯 훌륭하게 연주할 수 있기 때문이다.

'물 흐르듯'이 하는 행동은 축구와 같은 스포츠에서도 원리가 같다. 경기 종목에 따라서 어떤 신경을 어떻게 연결해야 하는지는 달라지겠으나, 필요한 부위가 연결되지 않으면 그만큼 동작이 어색해지는 것은 마찬가지다. 신경 연결의 차이가 동작의 우열을 가리고 승패까지 좌우한다고 해도 과언이 아니다.

이렇게 보면 능력을 기른다는 것은 '연결되지 않은 신경을 연결하는 일'이라고 할 수도 있겠다. 적어도 요즘 세상은 이러한 가치에 따라 돌아가는 듯하다. 네트워크가 많을수록 인재로 대접받으며, 사고방식이 적극적인 사람은 더 적극적으로 살고자 노력한다. 지인(知人)이 많으면 할 수 없던 일이 가능해지고 모르던 것을 알게 된다고 믿는다. 그렇게 노력을 거듭해 네트워크를 늘려가면 언젠가 '깨달음'과 같은 세계가 열리리라고 기대하는지도 모르겠다.

하지만 유능해진다고 해서 반드시 깨달음을 얻는다고는 할 수 없다. 그 이유는 '단 한 쌍의 신경이 연결되는 것'만으로 충분하기 때문이다. 꼬리뼈에 뻗어 있는 신경에 연결된다면 말이다.

바꾸어 말하면, 깨달았다고 해서 갑자기 유능해질 리도 없고 인간성이 좋아지거나 고민이 전부 사라지지도 않는다. 깨닫는 것만으로 모든 것이 잘된다는 게 아니라는 말이다. 중요한 점은 생물로서의 나와 '연결되는' 것이다. 내가 존재하는 세계와 '연결되었다'는 감각을 회복하는 것이다. 이 '연결되었다'는 감각이 있으면 능력이 있든 없든 당당하고 자신있게 살아갈 수 있다.

머리로 생각하는 행위에서 벗어날 수 있으면 그만큼 직관도 몸에 배기 쉬워지리라.

● '생물로서의 나'와 연결된다 ●

뇌는 '나'라는 존재를 가두고 있는 감옥과 같다. 그곳에는 외로움, 고민, 갈등이 항상 따라다닌다. 그런 자유롭지 못한 세계에서 벗어나려면 생물로서의 감각이 깃들여 있는 장(배)을 깨끗하게 함으로써 활성화시켜 직관을 포착하기 쉬운 상태로 만들어 야 한다. '생물로서의 나'와 연결되는 것은 마음의 평안으로 이어져 당당하고 자신있 게 살아가는 생명력의 원천이 된다.

04

직관을 바탕으로
세 개의 자아와 함께
살아가자

1장에서 '나'라는 존재는 지·정·의를 근본으로 하는 세 개의 자아로 이루어져 있음을 살펴보았다. 세 개의 자아는 머리의 자아, 가슴의 자아, 배의 자아다. 여기에 내용을 보태면, 배의 자아는 다음과 같이 둘로 나뉜다.

- 장(배)의 자아 — '감정'의 근원 — 소화관 계통
- 엉치뼈·꼬리뼈의 자아 — '직관'의 근원 — 신경 계통

지금까지 설명한 내용을 정리하면서 '나'라는 존재를 생각해보자.

먼저 장의 자아, 즉 감정은 사람이 죽으면 사라지며 늘 변하는 특성이 있다. 이에 반해 꼬리로 상징되는 엉치뼈·꼬리뼈의 자아, 즉 직관은 개인의 확신이나 신조와 연결될 수 있다는 점에서 죽은 후에도 사라지지 않는 불멸성을 띤다. 직관이 가끔 '믿을 수 없다'며 무시당하는 경우가 있는데 머릿속에서 '문득 떠오른 생각'일 때다. 이는 진정한 의미의 확신, 즉 꼬리(꼬리뼈→엉치뼈)로 포착한 직관과는 다르다. 바꾸어 말하면 단 한 쌍의 신경만 연결된 꼬리뼈의 직관은 포착하기가 쉽지 않다.

우리는 사회적 관습이나 즉흥적인 생각 등에 휘둘려서 늘 참마음을 잃어버린 채로 살고 있다. 아니, 무엇이 참마음인지조차 분별하지 못한다는 게 현실이다. 요컨대, 우리가 무엇인가에 고민하고 끊임없이 갈등하는 까닭은 틀림없이 참마음을 잃어버렸기 때문이다. 이는 뇌가 발달해 '생물로서의 나'로부터 멀어진 인간의 숙명일지도 모른다.

그렇다면 이런 숙명을 짊어지고 갈피를 잡지 못해 혼란만 거듭하는 불편한 생활을 언제까지 계속해야 하는가? 이 대목에서 주목해야 하는 것이 배의 자아의 또 다른 측면인 '장'의 활동이다.

장과 감정(마음)의 관계를 따지기 전에 장은 음식물을 소화·흡수·배설하는 구실도 한다는 점을 떠올리자. 장에 맞지 않는 식생활을 계속하면 장 활동이 나빠지고 감정이 불안정해진다. 장에는 변이 쌓여 부패하고 유해균이 많아지는데, 이런 상태는 '우울한 마음'도 생기게 한다. 우울한 감정은 햇빛을 가리는 구름과 같다. 구름(감정)이 두꺼울수록 빛(직관)은 지상에 도달하기 어려워진다. 다시 말해 감정이 불안정해져서 '단 한 쌍의 신경'에 연결된 직관을 포착하기 어렵게 되고 만다.

직관이 좀처럼 포착되지 않는다면 자아를 잃어버린 상태라고 보면 된다. 이러한 '자기 상실'의 상태에서 벗어나는 것이 이 세상과 연결되어 세 가지 자아와 사이좋게 살아가는 기본조건이다.

먼저 식사 내용을 바꾸어 장의 활동을 활기차게 해야 한다. 세포에 충분히 영양을 공급하면 미토콘드리아가 활성화되고 우울한 마음이 걷히면서 '나의 참마음을 알아차리고', '내면의 목소리'를 들을 수 있다. 그렇게 장뇌력은 자신의 처지를 스스로 깨닫게 하고, 삶의 의욕을 느끼도록 우리를 이끌 것이다.

장뇌력은 나의 힘

1 마음과 영혼의 차이는 감정과 직관의 차이와 같다.

2 지금 우리는 뇌에 의존해 살고 있다. 그 결과 불안과 걱정, 고민에 시달리고 있다.

3 직관을 가장 먼저 포착하는 부위는 뇌가 아닌 '꼬리뼈'이다.

4 뇌가 만들어낸 환상에서 벗어나 '생물로서의 나'를 기억해내고 내가 존재하는 생물 세계를 느끼며 살아야 한다.

3장

내가 먹는 것이
곧 나다

01

무엇을
먹느냐가
'나'를 만든다

인체는 40조~60조 개나 되는 세포로 이루어져 있다. 나이나 체격에 따라 조금은 차이가 있지만 세포를 기본으로 한다는 점은 누구나 같다. 그렇기에 세포의 활동성이 건강 상태와 크게 관련되어 있다는 점 또한 누구나 같다. 그뿐이 아니다. '더 건강해지고 싶다', '재능을 펼치고 싶다', '예뻐지고 싶다', '젊어지고 싶다'와 같은 소망을 이루는 것도 세포의 활동성과 관계가 있다.

그렇다면 무엇이 세포의 활동성을 결정지을까?

정답은 호흡과 식사다. 호흡으로 폐에 들어온 산소와 식사로 장에 들어온 영양소가 몸 곳곳의 세포로 운반되어 활동에 필요한 에너지가 된다. 영양소의 하나인 단백질은 소장에서 아미노산으로 분해되며, 그 대부분은 세포에서 다시 단백질로 합성된다. 이 단백질이 몸속의 모든 기관, 즉 근육·골격·장기·혈관·신경 등의 재료가 된다.

한마디로 '먹은 음식물이 피가 되고 살이 된다'. 미국 격언에도 'You are what you eat(네가 먹는 것이 곧 너다)'라는 말이 있는데, 이 말을 곧이곧대로 해석하면 '우리는 먹는 음식물 이상의 존재가 될 수 없다'는 뜻도 된다. 여러분에겐 충격적인 말일지도 모르겠으나 맞는 말이다. 그리고 꽤 많은 사람들이 이 사실을 잊고 살아간다.

대체로 우리는 마음가짐이나 생각, 행동방식을 바꾸면 변할 수 있다고 생각하는데 생각하거나 행동하는 우리의 바탕이 세포이고 세포 대부분은 음식물에서 만들어지므로 마음가짐이나 생각, 행동방식의 변화 역시 먹은 음식물이 바탕이 된다고 할 수 있다.

그러면 도대체 무엇을 얼마만큼 먹는 게 좋을까? 세포를 활성화하는 식사란 어떤 것일까?

이때 기준이 되는 기관이 바로 장이다. 요즈음 뇌 과학 연구가 진전을 보이면서 뇌 훈련 게임이 크게 유행하고 있는데, 뇌도 세포로 이루어져 있으며 영양소를 장으로부터 공급받지 못하면 제대로 작용할 수 없다. 한마디로, 장이 건강해져야만 뇌 활동도 활기차진다.

　생물의 몸 구조를 살펴보면 이 말이 정답이라는 것을 알 수 있다. 앞에서도 강조했지만 많은 몸속 기관 중에 뇌가 으뜸인 것처럼 보이지만 사실은 장이 먼저이고 뇌는 그다음이다. 음식물이 몸에 들어오면 장·혈액·세포는 하나로 이어진다. 이를 대사(代謝)라고 부르며, 생물의 바탕이 되는 매우 중요한 활동이다. 대사 작용을 막힘없이 처리하는 것이 장을 활기차게 하는 기본이며, 장뇌력의 골자이다.

● 장이 활동한 덕에 뇌도 활동한다 ●

뇌 훈련 게임이 유행하고 있지만, 뇌만 단련해봤자 머리가 좋아지지 않는다. 뇌세포를 활성화하는 데 근본이 되는 것은 식사다. 음식물을 잘못 선택하면 장의 소화 작용이 나빠져서 영양소를 에너지로 바꾸는 세포의 작용이 원활하지 못하게 된다. '장이 활동해야 뇌도 활동하는' 관계를 알아야 한다.

02

고기는 더 이상
양질의 단백질원이
아니다

그렇다면 어떤 음식을 먹는 게 좋을까?

이 문제를 따지다 보면 일반적으로 알려진 영양학 지식이 반드시 믿을 만한 것이 아니라는 사실을 알게 된다. 이를테면 우리는 음식에 들어 있는 탄수화물(당질), 단백질, 지방이라는 영양소를 흡수해 몸이 활동하는 데 필요한 에너지로 바꾸기 때문에 이 3대 영양소를 균형적으로 섭취하는 게 중요하다고 알고 있다. 하지만 이 '균형적'이란 말이 수상쩍다. 단백질을 예로 들어보자.

단백질은 크게 동물성과 식물성으로 나뉜다. 가장 잘 알려진 동물성 단백질 식품은 육류, 어패류, 우유와 유제품 등이다. 식물성 단백질은 콩류를 비롯해 곡류, 견과류, 해조류 등에 많다. 단백질은 섭취하면 소장에서 아미노산으로 분해되어 온몸의 세포로 보내진다. 이 아미노산류 가운데 인체가 생성할 수 없는 것을 필수아미노산이라 이르며, 전부 9종류가 있다. 몸속에서 생겨나지 않으므로 반드시 식사를 통해 섭취해야 하는 성분이다. 이 필수아미노산을 전부 포함하고 있는 것이 육류 등 동물성 단백질이라는 이유로 지금까지 영양학계에서는 "육류가 양질의 단백질원(源)이다"라고 주장하고 있다. 실제로 그 말을 믿고 육류를 자주 먹는 사람들이 많다.

물론 수치를 보면 그렇게 생각하기 쉽다. 하지만 그런 '양질의 단백질원'이 체내에서 어떻게 소화·흡수되고 얼마만큼 에너지로 바뀌는지를 조금만 더 깊이 생각하면 반드시 육류가 양질의 단백질원이라고는 할 수 없다. 왜냐하면 육류 등 동물성 식품의 성질이 장에 그다지 맞지 않기 때문이다. 여러 이유가 있지만, 나는 육류에 식이섬유가 전혀 들어 있지 않다는 점에 주목한다.

식이섬유는 장에서 소화·흡수되지 않아서 영양소라고는 할 수 없으나, 소화되지 않은 채 대장으로 운반되어 장의 꿈틀운동을 돕는다. 꿈틀운동은 장이 단독으로 움직여서 생겨나는 현상이 아니라 원래 음식에 들어 있는 식이섬유와 함께 움직이며 생겨난다. 그러므로 식이섬유가 부족하면 장이 필요 이상으로 꿈틀운동을 해야 하고, 이 상태가 오래 지속되면 장벽이 두꺼워지고 딱딱해지고 만다. 이같이 바람직하지 못한 운동이 되풀이되면 장이 만성피로에 시달리고 꿈틀운동도 둔해진다. 그 결과 변이 장에 머무르는 시간이 길어져서 여러 가지 해로운 물질이 생기고 유해한 균이 번식하기 시작해 장 속은 마치 음식물 쓰레기통처럼 되고 만다.

평소 냄새가 독한 방귀를 자주 뀌는 사람은 자신의 장 속에서 음식물이 부패해 유해가스가 생기고 그것이 방귀로 배설되는 것임을 알아야 한다. 이처럼 방귀는 단지 냄새 나는 가스에 머무르지 않고 장이 얼마나 더러워졌는지를 나타내는 잣대 역할을 톡톡히 한다.

필수아미노산의 함량보다는 '음식의 성질'이 장에 맞는지가 더 중요하다. 왜냐하면 모든 영양소는 장에서 소화되어야만 세포로 운반될 수 있기 때문이다.

장과 궁합이 잘 맞는
식품들

사람마다 차이는 있겠지만, 대체로 장 속의 유해물질은 혈액에 흡수된 뒤 온몸의 세포로 보내져 세포의 기능을 떨어뜨리는 원인이 된다. 물론 성질이 장에 맞지 않는 음식물은 육류 이외에도 더 있다. 뒤에 자세히 설명하겠으나 간단히 정리하면 두 가지로 요약된다.

① 동물성보다는 식물성이 장에 맞는다.

② 같은 식물성 식품이라도 가공을 하면 장과 성질이 맞지 않게 된다.

①은, 예컨대 같은 단백질이더라도 육류보다는 식물성인 콩류의 성질이 장에 잘 맞는다는 말이다. 여기에는 콩으로 만든 두부, 청국장, 콩비지 등이 포함된다. 이와 마찬가지로 두유가 우유보다 장에 더 잘 맞는다. 같은 동물성 중에서는 육류보다는 생선의 성질이 장에 더 맞는 편이다. 이는 함유된 지방이 서로 달라서 그렇다. 단백질 식품 중에서 성질이 장에 잘 맞는 순서는 두류, 생선, 육류 순이다.

②는 될 수 있으면 식물을 정제하지 않고 낟알 상태로 먹는 게 좋다는 뜻이다. 쌀이라면 백미보다 배아미와 현미가 좋고, 밀은 하얀 밀가루보다 정제하지 않은 통밀가루가 좋다. 왜냐하면 정제 과정에서 식이섬유가 깎여나가 육류를 먹었을 때처럼 장의 꿈틀운동에 어려움이 생기고, 당(糖)의 흡수가 빨라지므로 혈당치가 단숨에 상승해 당뇨병에 걸릴 위험이 커진다. 그러므로 육류 반찬에 흰밥, 빵, 파스타(이탈리아식 국수) 등을 함께 먹으면 장에 부담을 주기 쉽다.

이런 음식을 절대 먹지 말라는 뜻이 아니다. 다만 "먹은 게 피가 되고 살이 된다"는 점을 생각할 때 식이섬유를 깎아낸 가공 식품은 에너지 효율이 그다지 높지 않다는 점을 강조할 뿐이다.

육류 외에 장 운동에 도움이 되지 않는 식품도 있다. 우리가 먹는 음식

중에 청량음료, 초콜릿 같이 칼로리만 높은 음식들이 그렇다. 이 음식들이 장 속에서 부패해 세포의 활동을 방해한다. 그 결과 몸이 무겁고 나른하며 의욕이 떨어지는 증상이 나타난다. 또 에너지가 제대로 생기지 않으므로 먹고 나서도 자꾸 더 먹으려고 한다. 간식으로 과자나 초콜릿을 먹으면, 이것도 역시 정제된 당질로 만들어졌기에, 장에 부담을 주게 된다.

　장 활동을 기준으로 보면 현대인에게 왜 비만이 많은지, 왜 대사증후군이 생기는지를 이해할 수 있다. 우리는 제2차 세계대전 후 60여 년의 세월을 보내면서 어느새 에너지 효율이 나쁜 식습관에 물들고 말았다. 지금 그 대가를 치르고 있다는 생각을 지울 수가 없다.

● 같은 영양소여도 음식에 따라 장이 선호하는 정도가 전혀 다르다 ●

1. 단백질 : 동물성인가, 식물성인가에
   따른 장의 선호도

2. 당질 : 가공 정도에 따른 장의 선호도

영양학적으로 같은 단백질이고 당이어도 그것을 먹었을 때 장의 반응은 크게 차이가 난다. 음식에 들어 있는 영양소나 열량만으로 판단하지 말고 장에서 세포에 이르는 '몸의 반응'에 신경 쓰자. 장과의 궁합을 고려하면 동물보다는 식물이, 가루보다는 낟알이 더 우수한 식품이다.

● 장과 성질이 맞는 식품인지 따져보자 ●

• 성질이 맞는 식품

채소
(특히 뿌리채소)

밥(지나치게 정제하지
않은 곡물류)

발효식품
(된장, 청국장 등)

• 성질이 맞지 않는 식품

육류

빵(정제한 곡물류)

청량음료

장과 성질이 맞는 식품인지 따져보면 현대인이 얼마나 장에 나쁜 음식을 먹고 사는지 알 수 있다. 영양소가 있느냐 없느냐보다는 먹은 것이 어떻게 소화되는지가 더 중요하다.

장을 깨끗이 해서
뱃속을
안정시키자

감정이 좋았다 나빴다 하는 것은 살아있기에 가능한 일이다. 하지만 그 정도가 심하면 정신적으로 불안정해지는 것은 물론 몸속 기관들이 부담을 느껴 결국 신체 건강까지 나빠진다. 우리의 몸과 마음에 가장 큰 피해를 주는 감정 상태는 스트레스다. 그래서 스트레스 해소가 중요하다고들 하는데, 스트레스의 근원이 장에 있다는 사실을 아는 사람은 그다지 많지 않다. 이러한 장과 마음의 관계 역시 무엇을 먹느냐가 중요한 또 다른 이유이다.

장과 마음의 관계를 알 수 있는 단적인 예가 있다. 장은 소화관의 주체이기 때문에 장과 맞지 않는 음식을 계속 섭취하면 그 자체가 스트레스가 되어 뱃속에 병이 생기고, 그로 인해 며칠째 변비가 계속되거나 설사가 멎지 않으면 누구라도 안절부절못하고 집중력을 잃어버리는 일이 많은 것이 그렇다. 현대인은 주로 장과 성질이 맞지 않는 식품을 먹기 때문에 업무에서 받는 스트레스보다 식사에서 오는 스트레스가 훨씬 더 클지도 모른다.

'음식 때문에 감정이 나빠져서 활력(생명력)이 떨어지고 만다'는 인과관계를 먼저 이해할 필요가 있다. 이것은 결코 이상한 이야기가 아니다. 장의 상태가 마음의 상태에 직접적으로 영향을 주고 있다는 사실은 동양의학에서 예부터 지적해온 터라, 그동안 우리가 '뇌에 마음이 있다'고 짐작하고 장(배)과 마음의 관계를 깨닫지 못했던 게 문제라고 할 수 있다.

일상에서 어떤 일로 스트레스를 받았을 때 그 일에서 도망가는 것만으로는 문제를 해결할 수 없다. 때로는 그런 대처법도 도움이 되겠지만 근본적으로 필요한 것은 문제에 대응할 수 있는 활력(생명력)일 것이다.

옛날에는 활력이 있는 사람을 두고 '배짱이 두둑하다'라고 평가했다. 여기서 말하는 배[腹·복]는 장의 활동을 말한다. 현대인이 가장 많이 잃은 것은 이런 '배'의 감각이다. 이 감각은 활력뿐만 아니라 정신적인 안정과도 관계가 있다. 뱃속이 불편하면 감정이 흔들려서 좀처럼 마음이 안정되지 않으며, 뱃속을 편안하게 해서 마음이 차분해지면 사람은 원래의 자신을 되찾는다. 그러므로 정신을 단련할 때 식사 내용을 개선하면 더욱 큰 효과를 볼 수 있다.

식물이 없으면
동물은 살지 못한다

뱃속의 상태를 평온하게 하려면 무엇을 먹어야 할까?

분명한 사실은 동물은 식물과 달리 스스로 에너지를 만들 수 없다는 점이다. 식물이 만든 양분(당질)을 받아서 에너지원으로 써야 한다. 이것이 '먹는다'는 행위이다. 요컨대, 동물은 식물을 먹고 사는 존재다. 그렇기에 동물은 식물 없이 살 수 없다.

식물이 스스로 에너지를 만들 수 있는 이유는 광합성을 하기 때문이다. 광합성이란 식물이 햇빛과 대기 중의 이산화탄소, 물을 이용해 당질(탄수화물)을 만드는 복잡한 과정을 말한다. 이 과정 덕분에 식물은 태양, 공기, 물 등의 자연적 조건만 갖추어지면 스스로 살 수 있다.

원료인 이산화탄소도, 생산된 당질도 탄소로 이루어져 있다. 대기 중에서 얼마든지 구할 수 있는 이산화탄소로 당질을 만들기 때문에 동물의 눈에는 마술처럼 보일 것이다. 광합성을 할 수 없는 동물은 이러한 식물의 마술에 의존할 수밖에 없다.

게다가 동물은 살기 위해 식물이 광합성 과정에서 배설한 산소도 흡입해야 한다. 당질로부터 얻은 에너지만으로는 커가는 신체를 지탱할 수 없

● 식물은 독립된 개체이고 동물은 종속된 개체이다 ●

동물은 식물 없이 살 수 없다. 자연계에서 식물은 동물보다 더
자립적으로 살아간다.

으므로 식물의 배설물인 산소까지 받아서 생명 유지에 필요한 에너지를 만드는 것이다. 이것이 호흡이며, 여기에는 미토콘드리아가 관여한다.

'먹고 숨 쉬다'라는, 생명의 토대가 되는 이 행위는 식물과 관계가 깊다. 그런 점에서 생물학에서는 식물을 독립영양생물, 동물을 종속영양생물이라고 하는 것이다.

04

식물을
많이 먹는 것보다
더 중요한 것은

'동물이 식물을 먹고 산다'는 말은 식물이 만든 당질을 우리가 먹는다는 뜻이다. 영양학에서는 이 당질을 탄수화물이라고 부른다.

정확히 말하면, 당질에 소화되지 않는 식이섬유가 합쳐진 물질이 탄수화물이다. 채소나 과일을 먹는 것이 얼마나 중요한지가 이 대목에서 드러난다. 쌀을 주식으로 한 동양인의 식사도 식물의 당질을 효율적으로 섭취하는 하나의 지혜였다.

그런데 채소와 과일, 밥을 많이 먹기만 해서는 안 된다. 중요한 것은 식품의 품질이다. 식사하고 조리하는 방법도 영향을 크게 미친다. 예를 들어

사탕수수라는 식물에 들어 있는 당질을 정제해 식이섬유(섬유질)을 제거하면 설탕이 된다. 설탕은 여러 종류가 있지만 너무 많이 먹으면 몸에 나쁘다고 알려져 있다. 그 이유는 어디에 있을까?

식물이 만든 당질은 먹으면 바로 에너지로 바뀌지 않는다. 그러나 설탕은 정제 과정에서 이미 섬유질이 제거되었기 때문에 장에서 곧바로 흡수되어 혈액으로 보내진다. 즉시 흡수된다고 해서 바로 에너지로 바뀌는 것은 아니다. 하기야 단것을 먹으면 기운이 생기니 설탕이 흡수되면 바로 에너지로 바뀐다는 것이 완전히 틀린 말은 아니지만, 그런 만큼 몸에 부담이 생기고 만다.

가장 이해하기 쉬운 예는 혈당치의 변화다. 설탕이 장에서 바로 흡수되어 혈액으로 운반되면 당분 농도(혈당치)가 급격히 높아진다. 이런 현상이 되풀이되면 혈관이 손상되어 당뇨병이나 대사증후군이 생긴다. 또 급히 오른 혈당치는 급히 내려가므로 그 과정에서 감정의 기복이 생기기 쉽다. 혈당, 혈압과 같은 혈액 상태의 변화도 정신 상태에 영향을 크게 미치기 때문이다.

그뿐이 아니다. 당질은 세포에 운반된다손 치더라도 비타민·미네랄 등의 미량영양소가 없으면 에너지가 효율적으로 만들어지지 않는다. 그런데 설탕을 만드는 과정에서 이런 영양소도 함께 제거되기 때문에 신진대사는 원활히 일어나지 않으며, 오히려 질병이 생긴다.

이러한 시각에서 보면 식물(채소나 과일)을 섭취하는 데도 요령이 필요하다. 식물이 만든 당질을 제대로 활용하려면 식이섬유와 비타민·미네랄이 필요하니 이리저리 가공하지 않고 자연에 가까운 상태로 먹는 것이 우리가 필요로 하는 에너지를 효율적으로 만드는 방법이다.

물론 식물의 모든 부분이 동물에게 유용하다고는 할 수 없다. 식물은 살아남으려고 자신을 보호하는 갖가지 방어수단을 갖추고 있다. 동물이 마음대로 먹지 못하도록 여러 가지 독을 지니고 있으므로 이를 적절히 제거할 필요가 있다. 즉 지나치게 가공하지 않도록 주의하면서 떫은맛을 없애거나 발효·발아시키는 등 독을 제거하는 조리법도 필요하다.

우리가 살아가는 데는 식물이 필요하지만, 식물도 하나의 생명을 지닌 생물이다. 이를 잘게 부수어 체내에서 이용하는 것은 그리 쉬운 일이 아니다. 예를 들어 두류가 양질의 단백질 공급원이라고 하지만, 콩은 씨앗이라 껍질이 단단해 먹기가 어렵다. 게다가 소중한 미네랄이 떨어져 나가지 않도록 자물쇠가 단단히 채워져 있다. 이러한 잠금 현상은 피트산(phytic acid)의 작용으로 생기는데, 식물로서는 당연한 방어책이다. 그러므로 콩을 먹을 때는 이런 잠금장치를 어느 정도 열어야 한다.

발효는 이러한 방어를 풀어 단백질(아미노산)을 섭취하는 아주 효과적인 방법이다. 또 물에 불려서 발아하게 하는 것도 잠금을 푸는 좋은 방법이다. 이런 처리 과정은 모두 장과 성질이 잘 맞도록 식품을 변화시킴으로써 소화 작용을 돕는다.

어떤 영양소가 얼마나 들어 있는지만 생각하다 보면 먹는 행위의 본질인 '다른 생명을 우리 몸에 집어넣는다'는 소중함을 잊어버리고 만다. 식품도 우리와 마찬가지로 생명을 지니고 있다는 사실을 가슴에 새기면서 지혜로운 식사법을 찾는 것이 바람직하다.

장뇌력은 나의 힘

1 장을 활기차게 하면 온몸의 세포가 활기를 띠고 뇌 기능도 활발해진다.

2 세포를 활기차게 하는 바탕은 식사에 있으며, 장의 성질에 맞는 식사가 장과 뇌까지 활기차게 한다.

3 장이 깨끗하면 뱃속이 편해지고 마음도 안정감을 찾는다.

5 동물인 우리는 식물 없이는 살아가지 못한다. 식물의 생명력을 고스란히 섭취하는 지혜가 필요하다.

4장

면역력을 높여
장뇌력을 기른다

01

질병에 대처하는
근본적인
방법

조금 관점을 바꾸어 '면역력을 높인다'는 시각에서 장뇌력을 생각해보자.

면역이란 질병으로부터 몸을 보호하는 방어 체계이며, 일반적으로는 혈액 성분의 하나인 백혈구가 그 구실을 맡고 있다. 림프구, 호중구, 매크로파지(macrophage, 대식세포)가 모두 백혈구에 속한다. 서로 도우며 몸속에 침입한 바이러스나 세균을 퇴치하거나 암세포 따위의 이물질을 없앤다.

최근에는 이러한 백혈구의 활동과는 별개로 세포 하나하나에 갖추어진 더욱 원시적인 방어 기능, 즉 자연면역에도 관심이 쏠리고 있다. 원시적이라고 해서 자연면역을 대수롭지 않게 여겨선 안 된다. 백혈구가 맡은 방어 기능인 획득면역(척추동물로 진화한 이후에 생긴 면역 체계)은 바이러스나 세균을 잡을 항체를 만들기까지 일정한 시간이 걸린다. 항체를 만드는 동안 자연 면역이 든든하게 방어하지 못하면 몸속에 침입한 바이러스나 세균이 급속히 늘어나고 말 것이다. 그런 점에서 자연면역의 활동이야말로 면역 체계 활성화의 열쇠를 쥐고 있다고 할 수 있다.

어쨌든 이러한 방어 체계가 제대로 작동하기만 하면 우리는 다양한 질병을 예방할 수 있다. 어쩌다 질병에 걸리더라도 증세가 아주 가벼운 단계에서 치유될 수 있다. 최근 들어 여러모로 문제가 된 신형 인플루엔자는 물론, 식중독을 일으키는 O-157 같은 병원성 대장균까지도 그다지 걱정할 필요가 없게 될 것이라는 말이다.

그런데 현실은 어떠한가? 텔레비전이나 신문에서는 마스크 쓰기, 양치질, 손 씻기만 보도하고 정말로 중요한 면역에 관해서는 기초적인 구조조차 알려주지 않는다. 외출할 때 마스크를 쓰면 입을 통해 바이러스가 침입할 가능성은 확실히 낮아진다. 집에 돌아와서 양치질을 하거나 손을 씻는 습관을 들이면 목구멍이나 손에 붙은 바이러스를 어느 정도 제거하는 효과도 있을 것이다. 하지만 이런 마음가짐만으로는 면역력이 높아질 수 없다. 그렇지 않은가? 체력이 허약해 비실비실한 상태로는 아무리 근사한 갑옷을 입더라도 제대로 싸울 수 없는 것과 같은 이치이다.

어떻게 하면 면역력을 높일 수 있을까? 이 대목에서 주목되는 기관이

● 최신 연구에서 밝혀진 면역의 구조 ●

1. 먼저 세포가 반응한다(자연면역)

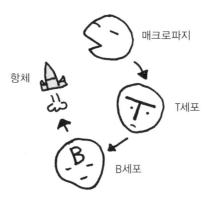

2. 면역 세포가 지원한다(획득면역)

사람의 면역 체계는 크게 보아 단세포생물 시대부터 지녀온 '자연면역'과 척추동물로 진화한 이후에 생긴 '획득면역'으로 나뉜다. 획득면역은 수로 백혈구가 맡은 방어 기능을 말하는데 백혈구도 하나의 세포다. 세포에 갖춰진 자연면역이 제대로 작용하지 못하면 획득면역도 충분히 기능하지 못한다.

장이다. 요컨대, 장의 운동이 활기차면 면역력이 높아진다. 즉 생명력이 높아진다.

'장 운동이 활기차다 = 생명력이 높다 = 면역력이 높다.'

이 공식이 이해되면 감염증 대책의 본질을 알 수 있다. 더불어 장 건강에 신경을 쓰면 생명력이 높아지므로 감염증을 비롯한 모든 질병에 대항하는 방법 자체가 바뀌게 될 것이다.

02

우리의 '저력'은 세포의 자연면역에서 시작된다

앞에서도 설명했듯이 면역 체계에는 두 가지 기능이 있다. 하나는 세포가 지닌 원시적인 자연면역(선천면역)이고, 또 하나는 진화한 생물이 새로이 획득한 백혈구의 방어 기능인 획득면역(후천면역)이다. 너무 깊이 들어가면 이해하기 어려우므로, 여기서는 바이러스나 세균이 몸속에 침입했을 때 나타나는 반응을 예로 살펴보자.

바이러스나 세균이 몸속에 침입하면 가장 먼저 반응하는 부위는 세포 속 감지기다. 이는 TLR(Toll-Like Receptor, 톨 유사 수용체)라고 불리며, 다음과 같은 작용을 이끈다.

① 세포 안팎에 둘러쳐진 감지기(TLR)가 몸속에 침입한 바이러스나 세균을 인식해 주변 세포에 알린다.

② 세포들이 항균·항바이러스 물질을 일제히 분비해 이러한 병원체를 없앤다.

이것이 자연면역의 기능이다. 자연면역만 제대로 작용하면 감염증에 걸리더라도 초기 단계에서 낫는다.

일반적으로 면역이라고 하면 백혈구의 작용을 먼저 떠올리는데, 백혈구라는 방어 부대가 출동하는 이유는 자연면역이라는 최전방이 종종 뚫리기 때문이다. '자연면역이든 백혈구든 바이러스만 물리칠 수 있으면 됐어'라고 생각할 수도 있지만, 안심할 수는 없다. 왜냐하면 백혈구라는 방어 부대에는 중대한 결함이 있기 때문이다.

백혈구의 방어 구조는 매우 복잡하다. 백혈구가 수행하는 방어 기능은 항체라는 무기로 바이러스나 세균을 잡은 후 먹어치우는 것으로 마무리된다. 하지만 항체를 만드는 과정이 너무 까다로워 완성에만 5~7일이나 걸린다. 결론적으로 자연면역이 든든하게 기능하면 백혈구도 순조롭게 작용할 수 있다. 이렇게 보니 원시적이라고 인식한 자연면역이 주력 수단이고, 백혈구의 방어 기능인 획득면역이 보조 수단이라고 할 수도 있겠다.

• **자연면역(선천면역)** : 모든 생물에게 있으며, 단순한 체계가 특징이다.

● 자연면역의 구조 ●

1. 세포의 감지기(TLR)가 바이러스나 세균의 침입을 알아챈다

2. 주위 세포들과 협력해 없앤다

자연면역의 구조는 단순하다. 하지만 세포가 활력을 잃어버리면 충분히 기능하지 못하므로 바이러스나 세균의 침입을 막아내지 못한다. 자연면역이 제대로 기능을 발휘하는, 다시 말해 세포가 활기차게 작용하는 게 '면역력'의 본질이라고 할 수 있다.

- **획득면역(후천면역)** : 진화한 생물에만 있으며, 복잡한 체계가 특징이다.

오사카대학교 면역학 프런티어연구소의 아키라 시즈오 교수 팀은 1990년대 말에 자연면역인 TLR을 잇달아 발견했다. 그 후로 백혈구를 중심으로 한 종래의 면역 개념이 서서히 바뀌어서 지금은 자연면역을 바탕으로 하는 새로운 면역학 이론이 구축되려고 한다. 복잡하게 진화했다고 반드시 고등(高等) 생물이라고 단정 지을 수 없다는 말이다. '진화가 퇴화를 부른다'고 해도 좋을 만큼 생명은 구조가 단순할수록 강하기 마련이다.

03

장이 깨끗해야
감염증을
막을 수 있다

방어 기능이 이중 구조로 갖춰져 있는데도 많은 사람들이 감염증에 걸리는 이유는 무엇일까? 우리 몸에 온전하게 갖추어진 면역 기능이 왜 제 구실을 못 하는 것일까?

그 이유는 피로, 스트레스, 불규칙한 식사 등의 복합 작용으로 세포의 활력이 떨어졌기 때문이다. 특히 요즘은 "충분히 잤는데도 피로가 풀리지 않아", "늘 몸이 무거워"라고 호소하는 사람들이 꽤 있다. 이런 만성피로 상태가 지속되면 자연면역이 기능할 수 없어서 바이러스나 세균의 침입을 막아낼지도 불확실하고, 조금만 무리해도 몸 상태가 나빠지다가 심하면 큰 병을 앓을 수도 있다.

만성피로가 가시지 않는 까닭은 세포와 장의 관계에서 찾을 수 있다.

실은 세포와 장 사이에는 면역력을 높여서 체질 개선을 촉진하는 비밀이 숨어 있다. 84쪽의 그림처럼 사람을 비롯한 생물은 입부터 항문까지 이어진 하나의 소화관으로 생명활동을 유지한다. 원시생물일수록 이 구조는 더 단순하며, 이 소화관은 넓은 의미에서 장에 해당한다. 이러한 장은 하나의 관, 즉 대나무통 같은 구조로 되어 있다. 그래서 관의 내부가 실은 '외부'다. 입으로 섭취한 음식과 함께 많은 세균이 침입할 수밖에 없다.

음식물은 소화효소에 의해 영양소로 분해되어 소장에서 혈액으로 흡수되지만, 함께 침입한 세균까지 흡수되지 않는다. 그러므로 소장의 표면을 이루는 상피세포에는 병원균 등의 침입에 대비하기 위해 자연면역의 감지기가 빽빽이 돋아나 있다. 또 식사로 섭취한 영양소를 쉽게 흡수하려고 소장에는 무수한 주름이 형성되어 있다. 이 주름의 틈새에는 수많은 백혈구가 출동 명령을 기다리고 있다.

우리 몸속에서 활동하는 백혈구의 무려 60~70%가 장에서 대기하고 있다는 연구 보고서가 있다. 이것으로 장이라는 기관이 면역의 중심을 맡고 있다는 사실을 알 수 있다. 알기 쉽게 이야기하면, 소화관에 세균이 침입하면 자연면역의 감지기가 이를 알아채고 주변 세포에 일제히 알린다. 그러면 연락을 받은 세포들이 항균 물질을 분비해 세균을 퇴치해버린다. 그중에는 자연면역에 의한 1차 방어선을 돌파하는 세균도 있을 수 있는데, 그

● 우리 몸속은 장으로 이어져 있다 ●

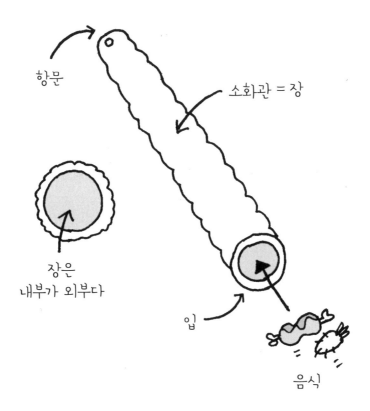

항문

소화관 = 장

장은
내부가 외부다

입

음식

척추동물로 진화한 생물은 입에서 항문으로 이어진 1개의 소화관으로 소화·
흡수·배설한다. 요컨대 입부터 항문까지가 하나의 장이다. 대나무통 모양을 떠
올리면 알 수 있듯이 이런 장의 내부는 외부, 즉 바깥 세계에 닿아 있는 '피부의
일부분'이다.

럴 때는 백혈구가 출동한다.

먼저, 식(食)세포라고 불리는 매크로파지 혹은 수지상세포(樹枝狀細胞, dendritic cell)가 침입한 세균을 닥치는 대로 먹어치운다. 이 식세포는 잡다가 놓친 세균의 정보를 림프구에 보내 항체라는 무기도 만들게 한다. 로켓처럼 연달아 발사되는 항체는 병원균을 포박해 매크로파지나 호중구가 사로잡도록 도와준다. 대다수 병원균은 이렇게 처리된다. 장은 이렇게 면역 체계에서도 전방 부대로서의 소임을 다한다.

이 대목에서, 음식을 소화·흡수·배설하는 장의 기능을 되새겨보자.

'아무리 영양가가 높더라도 장에서 제대로 소화·흡수되지 않으면 활동 에너지로 바뀌기가 어렵다.'

앞에서도 이를 설명했지만, 제대로 흡수되지 않은 채 장에 쌓인 음식물 찌꺼기는 이내 부패해 악취를 풍기며 장 속 환경을 더럽힌다. 이런 열악한 환경에서 과연 면역 체계가 정상적으로 기능하겠는가? 장에 쓰레기를 버려둔 상태로는 마스크 쓰기, 양치질, 손 씻기, 타미플루(tamiflu, 조류인플루엔자 치료제)나 백신도 근본적인 대책이 될 수 없다.

하여튼 장을 깨끗하게 하자. 이 방법이 면역력을 높이는 지름길이며 감염증 대책의 기본이다. 사람은 장이 튼튼해야 면역력이 높아진다.

● 획득면역의 구조 ●

1. 매크로파지 등의 식세포가 바이러스나 세균을 잡아먹는다.

2. 매크로파지의 통보를 받은 T세포가 B세포에게 항체를 만들도록 지시한다.

3. 항체에 잡힌 바이러스나 세균을 매크로파자나 호중구가 잡아먹는다.

획득면역의 구조는 복잡하다. 식세포와 림프구(T세포와 B세포)와 같이 여러 개의 백혈구가 협동해야 하는 구조이므로 항체를 만들어 바이러스나 세균을 포박하는 데까지 5~7일이 걸린다. 이 사이에 자연면역이 기능하지 않으면 우리 몸을 지키기 어렵다.

04

세포 속
쓰레기 처리하기 ①
아침단식법

앞에서 한 이야기들을 종합하면, 장에 부담을 주는 식생활이 면역력을 떨어뜨려 감염증에 걸리기 쉽게 하는 하나의 요인임을 알 수 있다.

그렇다면 어떤 음식이 장에 부담을 주는가?

그동안 수차례 지적했듯이, 가장 먼저 꼽을 수 있는 음식은 육류 같은 동물성 식품이다. 왜냐하면 단백질이나 지방은 많은데 식이섬유가 전혀 들어 있지 않기 때문이다.

육식만 문제되는 것은 아니다. 요즘은 과식하는 사람들이 많다. 이를테면, 영양학계에서는 단백질의 하루 섭취 권장량의 기준을 '체중 1kg당 1g'

으로 삼는다. 체중이 60kg이라면 단백질 60g이 하루 섭취 권장량이다. 하지만 이런 식으로 각각의 필요 영양소를 채우고자 애쓰더라도 장이 지치고 쇠약해져 소화·흡수력이 떨어지면 의미가 없다. 또 열량이 낮은 식사를 하더라도 소화가 어떻게 될지는 식품은 물론이고 먹는 사람의 체질이나 그날의 몸 상태에 따라서 달라진다. 열량이라는 숫자 맞추기에 급급해 정말로 중요한 소화·흡수·배설 기능을 무시하면 당연히 장에 쓰레기가 쌓인다. 그렇게 생긴 쓰레기 중 하나가 앞서 소개한 불량 단백질이다.

거듭 강조하지만, 세포에 쓰레기가 쌓인 상태에서는 최전방의 자연면역도, 장 속에 집결한 백혈구도 원활하게 작용하지 않는다. 전쟁터의 병사들이 녹초가 되어버리면 바이러스나 세균이 쉽게 침입해 몸속에서 증식할 것은 뻔하다. 감염증은커녕 일상적인 건강관리조차 하기가 어려울 것이다.

그렇다면 이러한 상태를 어떻게 개선하는 게 좋을까? 요컨대, '넣는 일'은 물론이고 그 이상으로 '내보내는 일'에도 마음을 써야 한다. 그 방법의 하나로 '아침단식법'을 추천한다. 뒤에서 자세히 설명하겠지만 대강 얘기하면, 전날 밤 8시부터 이튿날 정오까지 16시간 동안 단식을 하고, 하루의 약 절반을 '장이 쉬는 시간'으로 정하는 것이다. 아침식사는 소화에 부담되지 않으면서 비타민·미네랄 등의 미량영양소를 보충할 수 있는 제철 과일이나 물 500~750ml을 먹는다. 이러한 아침단식법은 장의 독소 제거를 촉진한다.

이렇게 하루를 '내보내는 일'로 시작하면 장 속의 쓰레기(변)가 쉽게 배설된다. 게다가 과식도 억제되므로 그 영향이 세포 속 쓰레기 처리로도 이어진다. 이처럼 장과 세포 양측에서 면역력을 높이면 감염증을 물리칠 수있을 정도로 생명력이 높아진다.

05

세포 속
쓰레기 처리하기 ②
장 마사지

단식과 함께 매일 장을 마사지(안마)하는 것이 획득면역인 백혈구의 기능을 활성화하는 데 좋다.

일본에서 아로마테라피(aromatherapy) 전문가로 활약 중인 이사자와 야스에 씨가 고안한 '장 마사지'는 집에서 손쉽게 할 수 있으며, 상당한 디톡스 효과를 기대할 수 있다. '고작 장을 주무르는 정도로 그게 가능해?'라고 생각할지도 모르겠다. 하지만 소장의 안쪽 면에 노폐물을 걸러내는 작용을 하는 림프관이 밀집되어 있어서 장에 일정한 자극을 주면 림프를 마사지하는 효과를 볼 수 있다.

● 장 마사지를 습관화하자 ●

1. 소장 주무르기

천장을 보고 누운 상태에서 왼쪽 그림
처럼 배꼽 주위를 양 손가락 끝으로 꾹
꾹 눌러준다. 단단하게 뭉쳐 있는 부위
는 많이 주무른다.

의자에 앉아서 주물러도 효과가 있어!

2. 대장 주무르기

천장을 향해 누운 상태에서 오른쪽 무릎을 왼쪽 무릎 위에 올린
후 오른쪽으로 돌아누워 왼쪽 옆구리가 위로 오게 한다. 배의 왼
쪽 부위를 왼손으로 천천히 주무른다.

장 마사지는 장을 활성화하는 손쉬운 방법이다. '소장 주무르기'는 면역의 활성화를
촉진하는 것 외에 소장의 안쪽에 밀집해 있는 림프관을 자극함으로써 몸이 붓는 증
상을 없애는 데도 효과적이다. 대장의 아랫부분에 해당하는 부위(왼쪽 옆구리의 배)를
주무르는 '대장 주무르기'는 변비 해소에 안성맞춤이다.

장을 마사지해서 꿈틀운동을 촉진하면 면역계에서는 어떤 일이 벌어질까? 먼저 소장에서 대기하는 백혈구의 작용이 활성화되어 면역력이 강화된다. 장의 면역력이 높아짐으로써 얻을 수 있는 효과를 대략 꼽아보면 다음과 같다.

- 몸과 마음이 건강해지고 감기에 잘 걸리지 않는다.
- 아토피나 꽃가루알레르기 등의 알레르기 증상이 가벼워진다.
- 세포가 젊음을 되찾아 피부의 거칠거나 거무칙칙한 부분이 개선된다.

　백혈구는 노화된 세포나 혈액에 쌓인 노폐물 같은 쓰레기를 처리하는 작용도 한다. 그러므로 바이러스나 세균, 암세포 등과 싸울 기회가 줄어들면 이런 쓰레기 처리에 전력투구할 수 있다.

　물론 세포가 활성화되면 자가소화 작용으로 세포 속 쓰레기도 처리한다. '몸이 건강해져 감기에 잘 걸리지 않는' 상태는 이러한 작용들이 복합적으로 일어나서 실현되는 것이다.

　푹 잤는데도 피로가 풀리지 않고 늘 몸이 무거운 상태는 반드시 나이 탓만은 아니다. 필요 이상으로 백혈구에 일을 시키는 생활방식이 결과적으로 세포의 기능 저하를 부추겨 만성피로를 만들어낸다. 특히 알레르기는 장 속에 쌓인 쓰레기의 영향으로 면역의 균형이 무너졌을 때 생기기 쉽다.

지금까지 설명했듯이 면역 작용은 매우 복잡하다(실제로는 더욱 복잡하다). 복잡하다는 특징이 진화의 증거인 양 인식되고 있는데, 기계를 예로 들면 '부서지기 쉬워서 위험한' 면이 있다는 것이다. 장 속 환경이 열악한 상황에 놓이면 면역이 오작동을 일으켜 적이 아닌 것을 공격하는 수도 있다.

삼나무 꽃가루에 면역이 지나치게 반응하면 꽃가루알레르기가 되며, 어떤 특정한 음식에 심하게 반응하면 음식알레르기가 된다. 먼지나 곰팡이가 알레르겐(Allergen, 원인 물질)이 되기도 하는데 보통 방법으로는 좀처럼 치료되지 않는다.

면역력에도 장에서 세포까지 이어지는 '음식물의 연결성'이 중요하다. 이 과정에서 생기는 문제를 해결할 수 있다면 면역력이 저절로 높아져 바이러스나 병원균이 몸속으로 들어와도 그다지 위협적이지 않을 것이며, 또 스트레스가 많은 환경에 처하더라도 쓰러지지 않고 원기 왕성하게 활동할 수 있을 것이다.

장뇌력은 나의 힘

1 바이러스나 세균을 피하는 것만으로는 감염증을 예방할 수 없다. 장 건강이 면역력의 밑바탕이다.

2 면역 체계는 두 가지 종류가 있다. 모든 생물이 세포마다 가지고 있는 자연면역, 진화한 생물에게만 있는 획득면역이 그것이다. 우리 몸에 병균이 침입하면 자연면역이 먼저 작동하며, 자연면역에 문제가 생기면 획득면역이 작동한다.

3 백혈구는 획득면역으로서 제대로 작동하기까지 시간이 걸린다. 그러니 백혈구의 작용을 활성화하는 것이 중요하다. 장과 성질이 맞는 식사와 장 마사지가 그 비결이다.

5장

미토콘드리아가
활기차야
장도 편안하다

01

세포라는
작은 우주 속
반짝이는 생명체

이제껏 얘기했듯 우리가 활동하는 데 필요한 에너지 대부분은 매일 하는 식사에서 얻어진다. 음식물은 장에서 영양소로 분해되어 주로 혈류를 타고 온몸의 세포로 운반되는데, 그것만으로는 에너지가 생겨나지 않는다. 음식물에서 흡수된 영양소는 소화관에서 혈관을 거쳐 세포의 내부까지 모습을 바꿔가며 긴 여행을 하다가 최종적으로는 세포 안의 미토콘드리아라는 기관에 이르러 다른 경로로 운반된 산소와 함께 활동 에너지를 만들어낸다.

시인 미야자와 겐지의 유명한 시집 《봄과 수라(春と修羅)》의 첫머리에 이

● 생명활동의 원천, 미토콘드리아 ●

미토콘드리아

세포

아주 먼 옛날, 산소를 좋아하는 호기성 세균이 인체에 들어와 세포 안에서 더부살이하면서 산소와 영양소를 이용해 엄청난 활동 에너지를 생산하는 '공장'이 생겨났다. 이 에너지 제조 공장이 미토콘드리아이며 간세포 1개당 1000~3000개, 식물 세포에서는 100~200개가 흩어져 있다. 일반적으로 호흡이 활발한 세포일수록 많은 미토콘드리아를 함유하고 있다.

런 구절이 있다.

"'나'라는 현상(現象)은 찰나의 생명을 지닌 교류전구가 밝히는 하나의 푸른빛이다."

이 구절은 마치 세포 안에서 무수히 반짝이는 미토콘드리아라는 발전소의 모습을 보는 듯하다. 이 작은 발전 기관을 수백 혹은 수천 단위로 지닌 세포가 40조~60조 개 정도 모여서 우리 몸을 이루고 생명을 유지한다. 이렇게 보면 정말로 세포 하나하나가 작은 우주라는 느낌이 든다. 이러한 미토콘드리아가 활발히 작용함으로써 세포가 활기차게 활동할 수 있으며, 그 세포의 집합체인 우리도 건강을 유지할 수 있는 것이다. 말하자면 미토콘드리아는 생명활동의 소중한 토대인 셈이다.

02

활동 에너지를
만들어내는
두 개의 공장

'미토콘드리아라는 세포 소기관이 원래는 독립된 생명체였다'는 믿기 어려운 이야기부터 시작해보자.

우리 몸의 세포에는 활동 에너지를 만들어내는 두 개의 체계가 있다. 그중 하나가 당질로 에너지를 만들어내는 '해당계(解糖系, glycolysis)라는 단순 체계다. 또 하나는 해당계로 분해된 영양소와 산소를 결합해서 에너지를 만드는 '미토콘드리아계'라는 고기능 체계다.

• **해당계**: 당질을 분해해 에너지를 만들어낸다.

• **미토콘드리아계** : 영양소와 산소를 결합해 에너지를 만들어낸다.

미토콘드리아는 해당계보다 늦게 생겨난 에너지 제조 공장이며, 놀랍게도 아주 먼 옛날에는 원시생명체 안에 더부살이하던 세균의 일종이었다고 한다. 그렇다면 본디 인체의 외부에 있던 무수한 세균이 우리의 생명을 유지해주는 것이다.

세균이나 조류(藻類, 물속에 사는 식물) 같은 단세포생물을 머리에 떠올려보자. 분열과 증식을 반복하는 등 생명활동이 단순하므로 에너지원(源)은 외부에서 얻은 영양소를 분해해 연소만 하는 간단한 구조, 즉 해당계로도 충분하다. 최초로 생명체가 생겼을 무렵의 지구에는 이러한 단세포생물만 서식했다고 한다. 이런 환경이 큰 변화를 겪은 시기는 약 32억 년 전으로 추정된다. 햇빛을 에너지원 삼아 광합성을 하는 세균(광합성세균)이 나타남으로써 대기 중에 많은 양의 산소가 방출되었다. 식물을 떠올리면 알겠지만, 광합성은 대기 중의 이산화탄소를 흡수해 양분(당질)을 만들어내며 그 과정에서 생긴 산소를 배출하는 작용을 말한다. 즉 산소는 식물의 배설물인 것이다.

이 배설물이 해롭다고 하는 까닭은 다른 원소와의 반응성이 높아서 다양한 물질과 결합해 상대방의 전자를 빼앗아버리는 산화(酸化) 성질 때문이다. 산화란 노화(老化)를 뜻하므로 산화가 진행되면 생명이 기능장애를 일으켜 결국 죽고 만다. 줄곧 산소가 없는 환경에서 서식했던 세균들에게 산소는 생존을 위협하는 유독가스 그 자체였을 것이다. 그렇지만 생명의 위기는 가끔 진화로 이어진다.

유구한 세월 속에 이렇게 산소가 널리 퍼져서 많은 원시 생명이 죽어 없어지고 말았다. 그러던 중 산소를 좋아하는 호기성 세균을 제 몸속에 받아들여 함께 살아남으려고 산소를 에너지원으로 바꾸는 재주를 아슬아슬하게 잘 부린 생명체도 나타났다. 이렇게 받아들여진 호기성 세균이 미토콘드리아의 선조이며, 받아들인 주체는 우리의 먼 조상이었다.

산소는 연소함으로써 산화, 즉 노화를 부추길 위험이 있다. 반면에 음식물의 영양소에서 분해된 수소와 결합하면 해당계를 훨씬 능가하는 높은 에너지를 만들어낼 수 있다. 이 '높은 에너지'가 생명 진화의 원동력이 되었다. 산화, 즉 노화가 '죽음'을 의미하던 시대에, 거침없이 분열을 반복하던 생명체는 죽음을 '성장'으로 바꿀 수 있었다.

암수가 만나서 유성생식으로 자손을 남기게 된 것도 미토콘드리아가 더부살이하기 시작한 이후부터였다. 단세포생물이 다세포생물로 진화해 조직과 기관을 만들고 거대해지고 복잡해짐으로써 오늘날처럼 생명이 번성할 수 있었던 것이다.

● 음식물과 산소로 에너지를 만들어내는 구조 ① ●

우리가 음식물에서 섭취한 영양소와 호흡으로 얻은 산소는 몸속(장과 폐)에 보내져 제각기 혈류를 타고 온몸의 세포로 운반된다. 세포에서 활동 에너지를 만들어낼 때 중요한 구실을 하는 기관이 미토콘드리아이다.

세포가 사는 데 필요한
당질과 산소

아주 먼 옛날에 두 개의 생명이 융합한 덕분에 오늘날 우리가 생명활동을 이어가게 되었다는 점을 이해했을 것이다. 이제 세포가 에너지를 만들어내는 구조를 자세히 살펴보자.

먼저, 음식을 먹으면 소장에서 영양소로 분해되어 혈액에 의해서 온몸의 세포로 운반된다. 이 영양소 중 에너지원이 되는 것은 기본적으로 당질이다. 예를 들어, 쌀에 들어 있는 당질(녹말)은 소장에서 포도당으로 변한 뒤 세포 안으로 운반되어 피루브산(pyruvic酸)이란 물질로 분해된다. 이 분해 과정에서 생기는 것을 '해당계 에너지'라고 한다.

해당계 에너지의 특징은 바로 만들어 바로 쓸 수 있다는 점이다. 원료가 되는 포도당의 일부는 간이나 근육의 세포 속에 줄줄이 묶인 상태로 저장되었다가 '필요할 때' 쓰인다. 이렇게 줄줄이 묶인 포도당이 '글리코겐'이다.

글리코겐이 세포 속의 해당계에서 분해되면 우리 몸에 에너지가 보충되면서 단숨에 힘을 낼 수 있으나 이는 어디까지나 잠깐일 뿐이다. 에너지를 계속 소비해야 할 때는 그림처럼 미토콘드리아계의 작용이 필요하다. 104쪽의 그림에서 알 수 있듯이, 해당계에서 피루브산으로 분해된 영양

● 음식물과 산소로 에너지를 만들어내는 구조 ② ●

음식물에 들어 있는 영양소의 하나인 당질은 장에서 포도당으로 분해된 뒤 세포 내의 해당계라는 시스템에서 활동 에너지(ATP)로 바뀌지만 소량에 불과하다. 이 해당계에서 만들어진 피루브산이 아세틸코에이(acetyl-co A)로 변해 미토콘드리아로 운반됨으로써 엄청난 에너지가 만들어진다. 생물은 미토콘드리아를 지니면서부터 대형화·복잡화되어 인간과 같은 고도의 지성을 갖추게 된 것이다.

소는 세포의 여기저기에 흩어져 있는 미토콘드리아로 운반되어 TCA 회로(Tricarboxylic Acid Cycle)라는 순환 과정을 빙빙 돌아서 수소를 뽑아낸다. 이 수소가 다른 경로로 운반된 산소와 결합해 물이 생기는 과정에서 굉장한 에너지가 만들어지는 것이다.

해당계 에너지의 양은 전지 2개분(2분자)인데, 미토콘드리아계 에너지는 36개분(36분자)이나 된다. 다시 이야기하지만, 이런 엄청난 에너지를 제조하는 공장이 우리 몸속 세포마다 수백 개에서 수천 개나 내장되어 있다. 생명이 비약적으로 진화한 배경에 미토콘드리아계 에너지가 있었다는 말이 이젠 믿기는가?

우리가 음식을 먹고 호흡을 하는 이유는 어쩌면 세포가 사는 데 필요하기 때문인지도 모른다. 우리가 식사하는 게 아니라 세포가 식사하는 것이다. 40조~60조 개의 온몸 세포에 먹이(영양)를 주고 있는 것이다.

인간도 아메바도 같은 생명 체계로 이루어져 있다. 사람 같은 대형 생물은 영양을 세포까지 곧바로 운반할 수 없다는 점을 생각하면, 실제로 생명 활동의 열쇠를 쥐고 있는 것은 소화관에서 혈관으로 이어지는 운반 과정이라고 할 수 있다. 이 과정이 원활하지 않으면 세포는 굶어 죽고 만다.

그중에서도 소화관과 혈관의 이음매에 해당하는 장의 반응이 가장 중요하다고 볼 수 있다. 장을 통과한 영양소만이 세포의 에너지원이 될 수 있기 때문이다. 그러므로 '무엇을 먹을까'의 기준은 장이 쥐고 있다.

● 미토콘드리아의 활성이 생명력 향상의 열쇠다 ●

세포 안으로 운반된 영양소는 우선 해당계에서 활동 에너지(ATP)로 바뀌지만 그 양은 매우 적다. 그다음에 미토콘드리아로 운반되어 TCA 회로라고 하는 '생명의 소용돌이' 속으로 빨려 들어감으로써 최종적으로 굉장한 양의 에너지를 만들어낸다. ATP의 양으로 견주어보면 해당계가 2분자이며 미토콘드리계는 무려 36분자나 된다. 덩치가 큰 생물의 활동을 지탱하는 데 미투콘드리아의 작용이 반드시 필요하다.

해당계와 미토콘드리아계를
가려서 쓰자

　공장의 규모는 미토콘드리아가 압도적으로 크지만, 그렇다고 해서 해당계가 불필요한 것은 아니다. 해당계 에너지를 많이 쓰면 순발력이 좋고, 미토콘트리아계 에너지를 많이 쓰면 지구력이 좋다. 면역학의 제1인자 아보 도오루는 이렇게 주장한다.

　"인간은 해당계와 미토콘트리아계의 에너지를 적절히 가려 쓰면서 생명 활동을 유지해왔다."

　나는 해당계 에너지 중심의 생활방식은 효율이 낮으며, 미토콘드리아계를 지혜롭게 사용해야 정신이 안정되고 건강하게 장수할 수 있다고 믿는다.
　아보 도오루는 "인간의 일생을 살펴보면 해당계 에너지(=순발력)에서 미토콘드리아계 에너지(=지구력)로 바뀌는 시기가 오는데 이것도 '자연의 섭리'"라는 말도 했다.
　어린 시절에는 세포분열이 왕성해 해당계 에너지를 많이 사용한다. 그 때문에 행동이 활발하고 식사량도 많다. 그러다가 중년기 이후에 식사량이 줄고 기름진 음식이나 육류를 멀리하게 되는데, 그 이유는 미토콘드리아계의 작용이 우세해지기 때문이다. 이 시기에는 에너지 전환이 잘되지 않는다. 그래서 해당계 에너지를 많이 쓰면서 게걸스럽게 음식을 먹으면 생명의 법칙에 어긋나게 되어 몸이 비명을 지르기 시작한다. 암이나 생활습관병 등이 생기기 쉬워지는 이유도 이 때문이다.

나이가 들면 민첩하게 행동할 수 없으나, 그 대신 마음에 여유가 생겨서 지혜가 발달한다. 하지만 산화 작용은 노화현상이기도 하므로 언젠가는 죽음을 맞이한다. 해당계 에너지의 소비(=순발력)에 대한 의존도가 높은 스포츠 세계에서는 30대에 벌써 체력의 한계를 느끼는 경우가 많다. 하지만 미토콘드리아계 에너지를 잘 활용하는 무도·무술의 세계에서는 해가 거듭될수록 마음과 기술이 연마되어 달인의 경지에 이른다. 에너지 체계의 활용이 다른 만큼 자신에게 맞게끔 스스로 가려서 쓰는 지혜가 필요하다.

03

미토콘드리아를
활성화하면
여유롭게 살 수 있다

　'식사는 생명을 먹는 일이다'라는 관점에서 '먹는 행위'의 의미를 헤아려
보자. 이를테면, 채소나 과일 등의 식물에는 에너지원이 되는 당질은 물론
미토콘드리아가 에너지를 만드는 데 필요한 비타민·미네랄·피토케미컬
등의 미량영양소가 풍부하다. 또 먹어도 소화되지 않는 식이섬유도 많이
함유되어 있다. 앞에서 설명한 대로 식이섬유는 소화는 안 되지만 장의 꿈
틀운동을 도와 결과적으로 영양 흡수를 높여주는 중요한 역할을 한다.

　사람을 포함한 동물은 식물로부터 활동에 필요한 에너지원뿐만 아니
라 대사에 도움이 되는 활성 성분도 얻는다. 이 사실을 미루어보면, 동물

이 식물을 먹는 것을 기본으로 하는 자연계의 먹이사슬 구조가 절묘하다는 생각이 든다. 우리는 그저 단순하게 먹을거리에서 에너지를 얻는 것이 아니다. 식물의 생명을 먹어서 자신의 생명을 이어간다는 데 먹는 행위의 본질이 있다. 요컨대, 먹을거리는 한층 자연적인 상태로 '있는 그대로' 먹는 편이 소화·흡수가 잘되고 미토콘드리아에서의 에너지 제조가 순조로워진다.

그런데 현실은 어떠한가? 우리는 대체로 쌀겨나 쌀눈을 깎아낸 백미를 먹는다. 이는 먹을거리로부터 에너지원, 즉 당질만 섭취하는 결과가 되고 만다. 식이섬유가 부족하므로 장에 쓸데없는 부담을 주어 소화가 원활하지 않게 된다. 또 미네랄과 비타민이 모자라서 미토콘드리아에서의 에너지 제조에도 나쁜 영향을 끼친다. 모처럼 잘 맞물려서 돌아가던 먹이사슬의 톱니바퀴가 어긋나서 세포로 영양을 운반하는 작용이 순조롭지 못하게 되는 것이다. 게다가 이러한 영양 결핍 상태를 메우려고 과식도 한다. 당질 위주의 식사로는 물리적인 포만감밖에 얻을 수 없다. 그래서 늘 걸신들린 듯이 계속 무엇인가를 먹지 않으면 체력을 유지할 수 없다. 이런 상태에서 세포 내의 에너지는 포도당을 분해하는 해당계의 활동으로 만들어진다.

해당계에 의존하면
당뇨병에 걸린다

식사하는 모습을 떠올려보자. 게걸스럽게 먹으면 호흡이 얕아져서 산소 공급이 충분히 되지 않는다. 이런 상태라면 마음에 여유가 생기지 않아서 미토콘드리아도 움직이지 않는다. 그 영향으로 에너지 생산량이 줄어들어 인체는 능력을 충분히 발휘하지 못한다. 게다가 단숨에 영양을 섭취하려고 하므로 몸에도 무리가 생긴다.

가장 먼저 혈당에 문제가 생긴다. 특히 정제된 당질은 소장에서 곧바로 흡수되기 때문에 혈당치가 급격히 높아진다. 이런 현상이 일상적으로 반복되면 혈관이 점점 손상된다. 혈액 속의 당질을 세포에 운반하려면 췌장이 분비하는 인슐린이라는 호르몬이 필요하다. 그런데 혈당치가 만성적으로 계속 높으면 인슐린이 지나치게 많이 분비되어 췌장에도 부담이 생긴다.

이렇게 따져보니 해당계에 지나치게 의존하는 현상에서 당뇨병(점차 대사증후군으로 진행됨)이 생긴다는 것을 알 수 있다. 하지만 미토콘드리아가 제대로 작용하기만 하면 혈액 속의 당질도 충분히 활용할 수 있다. 그렇게 되면 대사가 원활해져서 비만이나 대사증후군의 문제가 개선되기 쉽다.

그러니 느리게 소화되는 음식을 천천히 먹어야 한다. 자연의 섭리를 따르는 식사를 하면 산소 공급이 원활해져 미토콘드리아계의 에너지 회로도 활성화된다.

식물의 힘을 인정하자,
느긋하게 호흡하자

자연의 섭리를 따르는 가장 효율적인 방법은 에너지 대사 구조를 파악해 고기능성의 미토콘드리아계가 더 많이 활동하도록 생활방식을 바꾸는 것이다.

먼저, 먹을거리에서는 식물(채소·과일)이 주연이고 동물(육류·어류)은 조연이라는 점을 받아들여야 한다. 지금까지 살펴본 내용처럼, 동물의 몸은 식물의 생명을 받아서 목숨을 유지하는 구조로 되어 있기 때문이다. 이러한 먹이사슬의 고리가 자연스럽게 이어지지 않았을 때(먼 옛날 지구의 날씨가 매우 추워져 식량이 부족했을 때처럼)만 동물이 동물을 먹으며 에너지를 보충해온 것이 사실이다.

사람을 생물로 보면 그 먹이는 태초부터 식물이었으며, 섭취하는 식물의 질이 건강의 질을 결정하는 근본이었다고 할 수 있다. 주식인 곡물을 포함해 '식사는 식물을 먹는 행위'라고 생각하지 않으면 보조식품에 지나지 않았던 육류를 식생활의 중심에 놓는 실수에서 평생 벗어나지 못할 것이다. 이렇게 되면 미토콘드리아의 활성도 기대할 수 없다.

영양 섭취 외에 또 하나의 에너지원인 '호흡'에도 관심을 두고 산소 공급에 힘쓸 필요가 있다. 호흡으로 에너지 대사를 좋게 하면 체질을 개선할 수 있기 때문이다.

천천히 숨을 쉬면서 느긋하게 먹자. 한가롭고 여유 있는 생활방식을 미토콘드리아라는 에너지 공장이 떠받치고 있다는 사실을 항상 기억하자.

● '식물의 힘'과 '느긋한 호흡'이 활기의 원천 ●

식물의 힘 = 영양소

느긋한 호흡 = 산소

미토콘드리아

동물은 식물로부터 영양소를 공급받아 세포 안의 미토콘드리아를 통해 에너지로 바꾼다. 이 과정에서 꼭 필요한 것이 산소다. '식물의 힘'과 '느긋한 호흡'으로 미토콘드리아를 활성화해야 우리 몸이 활력을 얻을 수 있다.

04

미량영양소가 없으면
미토콘드리아는
기력을 잃는다

미토콘드리아라는 공장은 방대한 에너지를 만들어내지만 그 작용 과정이 상당히 복잡하다. 따라서 공장을 원활히 가동하려면 주의해야 할 점도 있고 공장 자체를 수리할 일도 생긴다. 요컨대, 그저 되는 대로 먹고 숨 쉬는 것만으로는 미토콘드리아를 항상 유용하게 쓸 수 없다.

미토콘드리아라는 공장을 원활히 가동하려면 식물에 함유된 비타민, 미네랄, 피토케미컬 등의 미량영양소가 꼭 필요하다. 미토콘드리아의 에너지원으로는 당질과 지질이 주로 쓰이는데(단백질은 대체로 신체의 재료로 쓰임), 미량영양소가 없으면 이런 원료를 에너지로 바꾸지 못하기 때문이다.

우리의 주식인 쌀을 예로 들어서 생각해보자. 쌀의 주성분은 당질(탄수화물)인데 당질을 섭취하는 것만으로는 미토콘드리아 공장이 좀처럼 돌아가지 않는다. 왜냐하면 당질이 소장에서 포도당으로 분해되어 흡수되더라도 미토콘드리아에서 포도당을 에너지로 바꾸려면 비타민B$_1$이라는 보조 물질이 필요하기 때문이다. 쌀을 정제해 백미로 만들면 비타민B$_1$이 깎여나간다. 그러므로 흰밥은 많이 먹어도 해당계에만 쓰인다.

단것도 마찬가지다. 설탕도 밀가루도 정제되어 있기에 과자, 케이크에는 비타민B$_1$이 거의 들어 있지 않다. 달콤한 식품을 먹으면 바로 힘이 나는 이유는 해당계가 당질을 분해하는 것만으로 에너지를 만들어내기 때문이다. 하지만 생산하는 에너지가 작아서 금방 배가 고파진다.

생명력이 왕성한 식물이
세포를 활기차게 한다

앞서 '동물은 식물을 먹고 산다'고 강조했다. 음식물이 에너지로 바뀌는 대사 과정을 설명하는 대목에서 그 뜻을 더욱 명확히 이해했으리라 생각한다. 요컨대, 자연에 가까운 상태의 식물을 먹어야 식물의 생명을 고스란히 활용할 수 있다. 이 과정에는 장내 세균과 원래 세균의 하나였던 미토콘드리아가 중개 구실을 한다. 그런 점에서 인간의 삶은 동물, 식물, 미생물이 서로 연결된 생태계에서 유지된다는 점을 알 수 있다.

그러니 생명력이 왕성한 식물을 될 수 있는 대로 자연 상태 그대로 먹자. 이것이 우리가 지켜야 할 식사의 기본이다.

구체적으로 말하면, 정제된 곡류 가운데에서도 밀가루로 만든 빵이나 면류보다는 밥알을 그대로 먹는 흰밥이 자연에 좀더 가깝다. 실제로 가루로 만든 빵보다 알갱이로 된 밥이 천천히 소화되며 혈당치도 서서히 오르는 것으로 밝혀졌다. 물론 현미가 백미보다 더 자연에 가깝다는 점은 두말하면 잔소리이다.

여기에서 말하는 '자연에 가깝다'는 '에너지로 바뀌는 데 필요한 성분을 전부 지니고 있다'는 뜻이다. 자연에서 멀어진다는 것은 '성분(영양소)을 에너지로 바꾸는 힘이 부족하다'는 뜻이므로 다른 식품으로 보충해야 한다. 어쩔 수 없이 음식의 종류와 식사량이 늘어날 수밖에 없다. 게다가 장에서 혈액, 세포, 미토콘드리아에 이르기까지 영양분을 운반하는 데도 부담이 생겨서 몸 상태가 나빠지거나 질병에 걸리기 쉽다.

산화 방지에도
식물의 힘이 필요하다

미토콘드리아라는 공장이 잘 돌아가려면 앞서 살펴본 비타민B_1 외에도 비타민B_6와 비타민B_3, 철, 아연, 마그네슘과 같은 많은 종류의 미량영양소가 필요하다. 공장을 수리하는 데도 이러한 미량영양소가 있어야 한다.

미토콘드리아는 독성이 강한 산소를 에너지원으로 쓰는 까닭에 방대한 에너지를 생산하는 대신 공장 자체가 산화 피해를 보기 쉽다. 활성산소가 존재하기 때문이다. 전자전달계는 미토콘드리아 공장의 최종 과정인데, 전자를 운반하면서 에너지를 생산하는 경로이므로 산소에 이 전자가 결합하기 쉽다. 따라서 다른 물질을 산화하게 하는 불안정한 산소, 즉 활성산소가 생길 가능성이 크다.

비타민과 미네랄, 식물성 화학물질인 피토케미컬 등에는 이러한 활성산소를 제거해 공장을 수리하는 기능도 있다. 예를 들어, 항산화 효소로 알려진 SOD(superoxide dismutase)는 아연, 구리 등의 미네랄로 이루어져 있다. 그리고 이 SOD를 돕는 물질이 비타민C, 비타민E 등이다. 항산화 효소란 산화를 방지하는 물질인데, 채소와 과일 등에 많이 들어 있다.

결국 식물을 먹으면 당질을 흡수해 에너지를 효율적으로 생산할 뿐만 아니라 그 과정에서 생긴 폐기물도 처리할 수 있다.

● 활성산소가 위험한 이유 ●

산소 분자

1개의 전자가 부족해
불안정하다(산화하기 쉽다)

활성산소

다른 물질에서 전자를
빼앗는다

수소 원자가 결합해
산화력이 강해진다

산소는 짝을 이루어 작용하는 전자 가운데 1개가 짝을 이루지 못해서 형태가 불안정한 활성산소로 변화하기 쉬운 성질을 지니고 있다. 활성산소 가운데서도 하이드록실기(hydroxyl基)는 반응력이 강해서 모든 물질을 산화시킨다. 산화를 방지하기 위해서는 식물의 힘(항산화력)이 필요하다.

05

몸을 움직이면 미토콘드리아가 활기를 되찾는다

놀랍게도 미토콘드리아는 세포와 동화(同化)했을 텐데 아직도 독자적인 DNA를 지니고 끊임없이 증식한다. 즉 세포 안 기관의 하나인 동시에 별개의 생명체로 살아간다.

면역학자 아보 도오루는 다음과 같이 말했다.

"해당계보다는 미토콘드리아계의 에너지 생산을 늘리면 여유롭고 활기찬 삶의 토대를 만들 수 있다."

식물을 자연에 가까운 상태로 먹고 느긋이 호흡하는 것, 이 두 가지가 바로 미토콘드리아에 어울리는 생활습관의 핵심이다. 여기에 한 가지를 더 하자면 '몸을 움직이는 것'이다.

생물이 왕성하게 활동하려면 일정한 온도가 필요하다(사람은 37℃ 전후). 미토콘드리아도 마찬가지다. 즉 체온이 낮은 상태에서는 미토콘드리아가 활동을 멈춰버리므로 영양을 충분히 섭취하더라도 에너지를 제대로 만들 수 없다. 몸을 따뜻하게 하는 것이 중요한 이유도 이 때문이다.

그런 점에서 적절히 운동을 해야 한다. '산다는 것은 먹는 행위이다'라 고 한 적이 있는데, 여기에는 반드시 움직임(먹이를 모으는 일)이 따른다. 물 론 진화한 생물의 경우에는 호흡도 해야하므로 무작정 몸만 움직이면 된 다는 것은 아니다. 그렇게 하면 숨이 차서 동작 자체를 오래 할 수 없다.

자신의 능력을 한껏 발휘하며 만족스럽게 살려면 세포 내 미토콘드리아 의 기능이 활발해야 한다. 먹고, 숨 쉬고, 움직이는 것. 이 세 가지 행위가 하나가 되어 생명을 이어간다고 이해하자. 앞서 소개한 아보 도오루는 "저 체온과 저산소 현상은 우리의 생명활동을 방해하는 원인이다"라고 밝힌 바 있다. 이 두 가지 요인은 당연히 미토콘드리아의 자용에도 직접 영향을 끼친다.

스트레스를 해소하는 것도 아주 중요한데, 그러려면 식물을 자연에 가까운 상태로 먹고 느긋하게 호흡하는 것을 마음에 새겨두는 동시에 몸을 너무 혹사하지 말아야 한다. 몸을 혹사하면 체온이 내려간다. 요가, 태극권, 전통 무술과 같이 호흡법을 중요하게 활용하는 운동을 해보는 것도 좋다. 지나치게 애쓰지 말고 마음에 여유를 두는 것이 스트레스 해소의 토대가 된다.

미토콘드리아를 활발히 움직이게 하려는 마음은 그 자체가 스트레스를 해소하는 행위이며, 그 과정에서 생활습관이 점차 개선된다.

장뇌력은 나의 힘

1 세포 속 '두 공장'에서 에너지가 만들어지며, 음식물로부터 영양을 섭취함으로써 공장이 가동된다.

2 그중의 한 공장인 '해당계'는 포도당을 분해하는 일만 하므로 곧바로 에너지를 만들어내지만 그 양이 적다.

3 또 하나의 공장인 '미토콘드리아계'는 영양소와 산소를 결합해서 엄청난 에너지를 만들어낸다.

4 결국 세포를 활성화할 열쇠는 '미토콘드리아'가 쥐고 있다. 양질의 식사, 느긋한 호흡, 체온을 유지하는 활동으로 미토콘트리아를 활성화한다.

6장

장이 건강해지는
'미생물'과
더불어 사는 지혜

장의 상태를
좌우하는
또 다른 키, 미생물

지금까지 장의 다양한 기능과 세포 내 미토콘드리아의 에너지 생성 구조를 살펴보았다. 장과 세포, 미토콘드리아의 연결고리는 끊으려 해도 끊을 수 없다. 그 이면에 동물과 식물의 관계가 버티고 있기 때문이다.

정리하면, 동물은 식물을 먹고 생명을 이어간다. 우리 식생활에서 식물이라면 채소와 과일, 해조류 등이다. 식물은 생명력이 강한 상태, 즉 살아 있는 상태로 먹는 것이 좋다. 그래야 장이 활기차지고 세포 내 미토콘드리아에서 에너지가 쉽게 만들어진다.

다시 장의 활동에 눈을 돌려보자.

장은 소화·흡수를 담당하는 소장과 배설을 담당하는 대장으로 구분되며, 대장에는 동물도 식물도 아닌 수많은 미생물이 서식한다. 흔히 '장내 환경을 개선한다'라는 말을 많이 하는데, '장에 기생하는 세균의 생존 환경을, 숙주인 사람이 건강하게 사는 데 적합한 상태로 만든다'는 뜻이다.

장 속에는 100~300종의 세균이 무려 100조 마리나 서식한다. 그중에는 유산균의 일종인 비피더스균(bifidus菌)으로 대표되는 '유익균'이 있고, 대장균·웰치균(welch bacillus) 따위의 '유해균'도 있다. 유익균도 아니고 유해균도 아니지만 상황에 따라 유리한 쪽으로 붙는 '눈치꾼균'도 많이 있다. 이러한 세균이 각각 어떠한 비율로 서식하는지가 장의 건강 상태를 결정하는 잣대가 된다.

짐작했겠지만, 장 속 세균의 작용에 영향을 끼치는 것도 식사와 스트레스이다. 그렇다면 식사와 생활방식을 어떻게 바꿔야 장 속 환경이 좋아지고 장 속 세균과도 사이좋게 공생할 수 있을까? 더 넓게는, 동물인 우리가 식물, 미생물과 함께 잘 지내고 몸과 마음까지 건강해지는 방법은 무엇일까?

유익균, 유해균, 눈치꾼균

세균이나 바이러스 같은 미생물은 눈에 보이지 않을 뿐이지 이 세상 어느 곳에든 존재한다. 물론 사람의 몸속에도 상당수의 미생물이 늘 존재하는데, 그중에서 장 속 세균이 가장 중요하다. 그 이유는 장이라는 정해진 공간에 많은 수의 세균이 기생하며 숙주인 사람의 건강에 크게 영향을 끼치기 때문이다.

세균은 음식이나 공기와 함께 몸속으로 들어오며, 그중에서 위액이나 쓸개즙에 의해 죽지 않고 살아남은 세균이 주로 대장에 자리잡고 증식한다. 세균들은 종류별로 모여서 서식하는데, 현미경으로 관찰하면 그 모양새가 마치 꽃밭 같아서 '장 속 플로라(flora, 꽃밭)'라고 부른다.

장 속 세균이 인체에 어떠한 영향을 미치는가에 관한 연구는 1950년대부터 본격적으로 시작되었다. 세균을 배양하는 기술이 발전한 덕에 장 속 플로라의 전체 모습을 볼 수 있게 되면서 어린아이의 장에서만 서식한다고 여겼던 비피더스균(유산균의 일종)이 성인의 장에도 많이 서식한다는 사실을 발견했다.

사람이 갓 태어났을 때의 장은 완전한 무균 상태지만 3~4시간 만에 대장균 등이 들어오고, 3일이 지나면서부터 비피더스균이 서식하기 시작한다. 그리고 젖을 떼는 시기부터는 눈치꾼균이 많이 기생한다. 유익한 비피더스균과 다수의 눈치꾼균의 수가 우세해지면 대장균·웰치균 등의 유해균이 최소한의 비율로 억제되므로 장 속 환경은 안정된다.

대장균이나 웰치균이 유해하다고 하는 이유는 장 속 단백질을 부패시켜 악취를 풍기는 인돌(indole)이나 스카톨(skatole), 아민(amine) 등의 유해물질을 만들어내는 원흉이기 때문이다. 이와 같은 유해물질은 영양분의 소화·

● 장에 사는 세균들: 유익균, 유해균, 눈치꾼균 ●

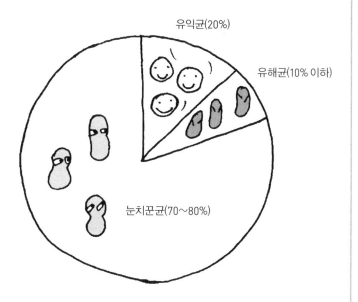

유익균(20%)

유해균(10% 이하)

눈치꾼균(70~80%)

100~300종으로 100조 마리에 이르는 장 속 세균은 사람의 건강에 이롭게 작용하는 '유익균', 해롭게 작용하는 '유해균', 두 균 사이에서 눈치를 보는 '눈치꾼균'으로 크게 분류할 수 있다. 대표적인 유익균은 유산균의 일종인 비피더스균이다. 식사 등을 통해 장 속에 비피더스균을 얼마나 증식시키고 활성할 수 있느냐가 젊음과 건강을 지키는 열쇠가 된다.

흡수를 방해하고 변비나 설사, 고혈압, 노화 등의 원인이 된다. 또 발암물질을 만들어내고, 과민성대장증후군이나 염증성장질환 등을 일으킨다.

반면에 유익한 유산균은 장에서 영양소의 소화·흡수를 돕고 비타민도 합성한다. 그리고 외부에서 침입한 병원균의 증식을 막고 면역세포의 활동을 자극하는 등 우리 몸의 건강을 증진하는 방향으로 작용한다.

즉 유익균을 늘리고 유해균을 줄이는 일이 장 속 환경을 개선하는 기본이다.

면역 체계가
유해균을 완전히
제거하지 않는 이유

　인간은 뇌가 발달함으로써 다른 생물들과 전혀 다른 생활방식을 선택했다. 가장 큰 계기는 '나'라는 존재를 인식하는 자아가 생겨난 점이다. 이해하기가 조금 어려울지 모르나, 생물 세계에서 자아는 개체를 식별하는 하나의 과정이다.

　예컨대, 인체를 구성하는 수많은 세포도 세포막에 둘러싸여 서로 경계를 이루고 각각 개체로서 활동한다. 그러나 세포에는 뇌에 해당하는 기관이 없으므로 자기와 다른 생물을 식별하는 감각이 상당히 애매하다. 하지만 식별 자체는 하고 있다. 이를 설명할 때 자주 인용되는 예가 인체를 지키는 면역 작용이다.

장에서 대기 중인 경비 부대라고 할 수 있는 백혈구는 우리 몸속에 들어온 좋은 물질(영양소)과 나쁜 물질(병원균·바이러스 등)을 식별해 후자를 물리치는 일을 한다. 면역의 본질이 '자기와 비(非)자기를 식별하는 데 있다'고 하는 이유는 이 때문인데, 실은 이 식별이 매우 모호하다. 적과 아군의 구별이 그다지 명확하지 않으므로 가끔은 오작동을 일으켜 알레르기나 자가면역질환과 같은 병이 생긴다.

장에는 숙주인 인간에게 불이익을 주는 세균, 즉 유해균도 서식한다. 경비대인 면역 체계는 왜 이런 나쁜 균들을 물리치지 않는 것일까? 감염증을 일으키는 바이러스도 몸속 여러 부위에 잠복하고 있다고 알려져 있다. 인플루엔자가 유행하면 손 씻기, 양치질, 마스크 쓰기 등으로 바이러스에 감염되지 않도록 주의하는데, 설령 감염되었다 하더라도 반드시 증세가 나타난다고는 할 수 없다. 왜냐하면 병원균이나 바이러스가 늘 나쁜 짓을 하는 것은 아니기 때문이다.

즉 세균이나 바이러스는 상황에 따라 인체에 이롭기도 하고 해롭기도 하다. 그렇다면 백혈구가 적과 아군을 제대로 식별하지 못해 오작동을 일으키는 것이 무리가 아닐지도 모른다. 음식물도 마찬가지다. 우리 몸에 무엇이 독이 되고 무엇이 영양분이 되는지 그 경계가 상당히 모호하다. 우리는 자기와 비자기, 적과 아군의 경계가 모호한 수많은 개체가 하나로 합쳐진 몸에 '나'라고 하는 자아가 생긴 존재인 것이다.

● '나'를 인식하는 구조 ●

뇌

적과 아군의 구분이 명확하다

장

적과 아군의 구별이 모호하다

무엇이든 명확히 구별하고자 하는 뇌와 달리 장이 지닌 면역 체계는 이물질의 식별이 상당히 모호하다. 이를 '면역관용'이라고 한다. 음식물이 이물질인데도 받아들이는 관용이 장의 활동을 돕는다.

장 속 세균의 20%만 변해도
조화를 이룬다

대장균은 물론 유해균 중에서 가장 해롭다는 웰치균도 유익균인 비피더스균이 기세등등한 동안에는 숨을 죽여서 눈치꾼균 같은 존재가 된다. 반면 유해균이 우세해지면 해로움을 끼치지 않던 눈치꾼균이 유해균 편에 합세해 장 속 환경이 단숨에 나빠지고 만다.

'유해'니 '유익'이니 하는 의미는 숙주인 사람의 건강을 좋게 하느냐 나쁘게 하느냐를 기준으로 정한 것이지, 자연계에 무슨 손해·이익 개념이 있겠는가? 하지만 그런 손익 개념이 없는데도 유익한 비피더스균이 증가하면 장 속 플로라의 기세가 좋아지는 것은 분명하다.

자연계에는 다양한 종의 유익균이 있는데, 우리 몸에는 그중의 하나인 비피더스균이 우세하게 존재한다. 요컨대, 육류 섭취를 줄이고 채소와 과일의 섭취량을 늘리면 그만큼 비피더스균이 증가해 장 속 플로라가 안정된다. 하지만 비피더스균이 무한정 늘어난다고 좋은 것은 아니다. 장 속 세균학의 선구자로 알려진 미쓰오카 도모타리 씨는 이렇게 밝혔다.

"건강한 성인의 장 속 플로라에서 비피더스균이 서식하는 비율은 20% 정도이다."

나머지 대부분은 양쪽의 낌새를 살피는 눈치꾼균이며, 건강한 사람이더라도 유해균은 일정한 비율로 존재한다. 장 속 플로라에 유익균만 많다고 해서, 혹은 유해균을 모조리 제거한다고 해서 건강해지지 않는다는 말이다.

중요한 점은 장 속 세균의 균형이다. 유익균도 유해균도 우리 몸에 필요한 미생물이다. '해로운 균은 모두 없애는 게 좋다'는 생각은 인간의 일방적인 가치 기준에 불과하다. 유익균과 유해균, 눈치꾼균이 균형을 이루어 함께 서식하는 형태가 자연계의 원래 모습이다.

악한 요소 때문에 사회 분위기가 나빠지는 것이 아니라, 선과 악의 균형이 무너져서 선한 요소가 활기를 잃어버리는 것이다. 예를 들어, 개미나 꿀벌의 사회에는 '2 대 8 법칙'이 있다. 부지런히 일하는 집단이 전체 수효의 20% 정도라고 한다. 생물의 세계에서는 사회 전체 숫자의 20%만 유익하게 활동하면 충분히 조화를 이룰 수 있는 것 같다. 이러한 사실들에 비추어보면 해로운 세균을 철저히 제거(살균·항균·멸균)하려는 '청결 제일주의'도 문제가 있다.

거듭 강조하지만, 중요한 점은 균형이다. 몸 상태가 안 좋은 사람은 먼저 유익균을 활기차게 할 길을 찾아야 한다. 전체의 20%만 변해도 장에는 평온이 깃든다.

● 유익균이 20%만 돼도 장은 편안하다 ●

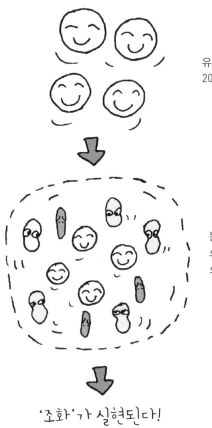

유익균이 장 속 세균의
20%에 이르면…

눈치꾼균의 대다수가
유익균의 편에 서고
유해균은 얌전해진다.

'조화'가 실현된다!

유익균(비피더스균)이 무제한으로 늘어난다고 장이 좋아지는 것은 아니다. 균형이 중
요하다. 유익균이 장 속 세균의 20%로 늘어나면 유해균의 번식이 억제되어 장에 조
화가 찾아온다. 눈치꾼균의 대부분은 독자적으로 행동하지 않는다. 그러므로 장 속
세균의 20%만 변하면 된다.

03

유해균의
증식을
억제하는 식사

장의 유익균(비피더스균)을 20%로 늘리려면 어떻게 해야 할까? 앞에서도 설명한 식물과 동물의 관계가 여기에도 적용된다.

동물인 사람은 식물을 자연 상태로 먹음으로써 장 속 플로라를 안정시키고 세균들이 공존하기 좋은 환경을 만들어야 한다. 먹는 행위를 통해 동물(사람), 식물(음식), 미생물(장 속 세균)이 적절히 균형을 이룰 때 장이라는 소우주(小宇宙)이자 생태계가 조화를 이루며, 숙주인 사람에게도 기생하는 세균에게도 쾌적한 환경을 유지할 수 있다.

식물 중에서도 식이섬유의 섭취를 가장 많이 신경 써야 한다. 변을 채

취해 살펴보면 70% 정도가 수분이고 나머지 30%는 음식물 찌꺼기와 장속 세균이다. 이 찌꺼기가 음식물에 들어 있던 섬유질, 즉 식이섬유다. 요컨대, 식이섬유가 함유된 식품을 먹는 습관을 들이지 않으면 배설이 원활하지 않아 장에 쌓인 변이 쉽게 부패한다. 예를 들어, 쌀이나 밀을 정제해 식이섬유를 제거하면 먹기에는 좋지만 장에는 쓸데없는 부담이 늘어나 꿈틀운동이 둔해지므로 변이 점점 쌓인다. 그뿐인가? 장 속 플로라의 균형이 무너져서 유해균의 번식을 부채질하고 만다.

식이섬유의 함유량이 높은 식물들은 다음과 같다.

- **정제하지 않은 곡물류** : 현미, 납작보리, 메밀 100% 국수, 오트밀
- **두(豆)류** : 콩, 비지·콩가루 등의 콩 제품
- **채소·과일류** : 우엉, 시금치, 호박, 고구마, 브로콜리, 바나나
- **해조류** : 톳, 미역, 우뭇가사리
- **버섯류** : 표고버섯, 목이버섯

평소 배변 양이 적은 사람은 "이까짓 변비쯤이야"라며 가벼이 여기지 말고, 장에서 유해균이 증식하고 있다는 신호로 받아들이자.

● 우리는 생물의 도움 덕에 산다 ●

동물은 식물의 영양소를 먹고 생명활동을 유지하지만, 그런 영양소를 분해하는데는 미생물(장 속 세균)의 작용이 필수다. 사람의 몸 자체가 하나의 독립된 생태계로, 우리는 다른 생물의 도움 덕에 살고 있다.

04

요구르트를 섭취하면
정말로 유익균이
늘어날까?

식이섬유의 효능은 장에 쌓인 변을 원활하게 배설해 유익균이 우세해지는 환경을 만드는 데 있다. 하지만 식이섬유를 충분히 섭취하지 못할 땐 어떻게 유익균을 늘릴 수 있을까?

이를 위해 고안된 방법이 식사를 통해 세균을 들여보내는 것인데, 생각보다는 녹록치 않다. 가장 많이 알려진 방법이 요구르트와 같은 발효식품을 먹는 것이지만 유산균이 장까지 살아서 가는지가 관건이다. 게다가 요구르트에 들어 있는 유산균은 장에 서식 중인 세균들에게 이방인과 같은 존재다. 긴 여정 끝에 가까스로 장에 이르더라도 먼저 기생하고 있던 세균과 사이좋게 살 수 있을지는 의문이다.

그런데 최근의 어느 연구에서 '세균이 장까지 살아서 가는 것에 너무 얽매일 필요가 없다'고 밝혔다. '죽은 세균'이라도 장에 다다르기만 하면 면역 체계를 자극할 수 있어서 장 속 플로라에 좋은 영향을 주기 때문이다. 하지만 요구르트로 그런 효과를 얻으려면 상당한 양이 필요할 뿐만 아니라 효과가 오래가지 않아 매일 습관적으로 섭취하지 않으면 금세 장 속 플로라의 환경이 나빠지고 만다. 요구르트나 유산균 음료를 기호식품 정도로 먹는 것은 괜찮지만, 그 효과를 지나치게 기대하지 않는 편이 좋을 성싶다.

결론적으로 "이것만 먹으면 유익균이 늘어난다"라고 확신할 수 있는 식품은 없다. 그러니 특정 식품에 매달리지 말고 육류의 섭취를 줄이고 채소의 섭취를 늘린다거나, 서양식보다 전통식을 먹는다는 기본 원칙을 충실히 실천하자. 그리고 장 속 쓰레기를 청소할 수 있는 아침단식법(87쪽, 7장 참고)과 장 마사지(90쪽 참고)를 생활화하자.

보통은 이 정도만으로도 장 속 플로라가 안정되지만 식생활이 불규칙하거나 스트레스가 쌓이는 상황이 오래가면 장 활동이 저하되어 아무래도 유해균이 번식하기 쉬워진다. 이럴 때 장 속 환경을 제대로 개선하고 싶다면 다음 두 가지 식품을 보조적으로 먹어보는 게 좋을 성싶다.

유산균 생산 물질

몇 그램짜리 알약 하나에 1조~2조 마리의 유산균(죽은 균)이 농축되어 들어 있는 보충제다. 요구르트에 함유된 유산균이 200ml당 20억 마리 정도라니까 그 수가 얼마나 많은지 이해될 것이다. 요구르트의 유산균처럼 '살아 있는 균'에 집착하지 않는다면 장 속 플로라에 좋은 세균을 수월하게 섭취할 수 있다.

올리고당

올리고당은 당류에 속하지만 설탕과는 크게 달라서 섭취하더라도 소장에서 거의 소화·흡수되지 않는 특징이 있다. 그래서 혈당치가 급격히 오르지 않는다. 게다가 대장에 다다르면 비피더스균의 먹이가 되므로 장 속 환경을 유익균이 우세한 상태로 개선한다는 이점이 있다.

장 속 플로라에 유리하게 작용하는 당류로는 나한과(羅漢果, 중국 광서성에서만 자라는 식물의 열매), 첨채당(甜菜糖, 사탕무로 만든 설탕), 아가베 시럽(agave syrup, 용설란 즙으로 만든 음료), 스테비아(stevia, 국화과의 여러해살이풀) 등도 있다. 가정에서 백설탕을 이런 당류로 바꾸면 당뇨병을 예방할 수 있으며 장의 건강 수준도 높일 수 있다.

05

유익균과
더불어 살아가는
생활방식

　장 속 플로라가 균형을 이루자마자 나타나는 변화는 대변이 잘 나오고
그 모양 자체도 바뀌는 것이다. 변은 의사의 지식을 빌리지 않고도 건강
상태를 점검할 수 있는 잣대다. 변의 양, 변의 외관, 변의 굳기, 변의 색깔,
변의 냄새 등 다섯 가지 항목을 살피면 된다.

　가장 이상적인 대변의 상태는 지름 2~3cm 굵기의 바나나와 비슷한 대
변이 하루에 1~2덩어리 정도 나오는 것이다. 이런 변은 유산균이 많이 들
어 있어서 아주 약한 식초 냄새가 날 뿐 악취는 나지 않는다.

　대변과 방귀에서 심한 냄새가 난다면 동물성 단백질이 장에서 부패하

고 있다는 증거이다. 장 속에서 단백질이 부패하면 정신적으로도 나쁜 영향을 끼쳐서 신경질이나 불안, 우울증의 원인이 된다. 식사를 개선해서 장속의 비피더스균이 늘어나면 이런 냄새가 서서히 사라지면서 몸 상태도바뀐다. 변 색깔도 검은색에서 갈색, 누런색으로 천천히 바뀐다. 장 속 비피더스균의 비율이 20% 정도 되면 갓난아기 때처럼 노란색의 변은 아니더라도 베이지색 정도로는 변한다.

염소 똥 같거나 단단한 변을 보는 때가 잦으면 장이 꿈틀운동을 원활히하지 못한다고 판단하는 편이 좋다. 장 속 플로라의 환경이 일단 개선되면식생활이 약간 나빠지더라도 변이나 방귀의 냄새가 금방 고약해지지는 않는다. 하지만 변의 굳기는 음식물의 특성이 그대로 나타난다. 식이섬유가적게 함유된 육류나 정제한 곡물을 자주 먹으면 꿈틀운동이 잘되지 않아서 모양이 염소 똥 같거나 단단해지기 쉽다. 이처럼 하루하루의 식사와 몸상태, 대변의 모양은 서로 밀접하게 연관되어 있다.

변의 상태, 즉 장의 상태는 일상에서 스트레스를 받아도 크게 변한다.어느 실험에서 힘든 육체노동을 하는 사람을 대상으로 노동 전과 후의 장속 플로라를 2주간 비교했는데, 노동 후에는 유해균이 증가하고 유익균은감소했다. 힘든 육체노동을 하고도 식사를 제대로 하지 않은 사람은 장 속플로라의 상태가 노인 수준으로 변했다고 한다. 살면서 스트레스를 받지않을 수는 없다. 그렇기에 음식으로 장 속 유익균을 늘리면서 때로는 일부러라도 느긋한 마음을 갖는 것이 중요하다.

장 속 플로라는 그 자체가 하나의 조그마한 우주이며 생태계다. 환경 보호나 자연과의 조화에 흥미가 있다면 지구 환경만 떠올리지 말고 가장 가까운 자신의 장 속 환경에 먼저 눈길을 돌리자. 자신의 장을 더럽힌 채 사는 사람이 지구의 환경오염 문제를 호소한다고 설득력이 있겠는가. 현실을 개선하고 싶다면 먼저 자신의 장 속 플로라 환경을 조화롭게 해서 유익균이 작용하기에 좋은 상태로 만들자. 그리하면 건강이 좋아져서 이 사회에서 활동하는 데 필요한 발상력이나 행동력이 길러진다.

장뇌력은 나의 힘

1 장을 활기차게 하려면 장 속 세균을 이해하라.

2 유해균을 전부 없앤다고 건강해지지 않는다. 유익균이 전체의
20%만 되어도 장 속 환경이 안정된다.

3 전통식 상차림이 유익균을 활성화한다.

4 요구르트처럼 죽은 유산균도 장 속 환경을 좋게 하는 데 도움
을 준다. 식이섬유를 음식으로 섭취하기가 어렵다면 보조수단
으로 유산균을 먹어도 좋다.

5 대변의 상태로 장 건강을 체크하자.

7장

마음까지 편안해지는 디톡스, 아침단식법

01

먹지 않음으로써
건강해지는
인체의 기능

장이라는 몸속 기관이 몸과 마음의 상태에 깊이 관여한다고 얘기했는데, 지금까지 영양학계에서는 이런 속사정을 제대로 파악하지도 않은 채 식품에 포함된 영양소나 열량을 근거로 식생활을 지도해왔다. 영양학계에서 제시하는 열량은 어디까지나 먹기 전에 계산한 수치에 지나지 않는데도 말이다.

영양의 균형이 잘 잡힌 식품이어도 장에서 전부 소화·흡수되지 않으며, 오히려 심신에 손상을 입힐 수도 있다. 이 문제는 육류를 먹지 않거나 백미를 현미로 바꾸는 것으로도 해결되지 않는다. 왜냐하면 장을 더럽혀

세포의 활동을 떨어뜨리는 원인이 수없이 많기 때문이다. 그리고 현실적으로 이 문제들을 완전히 멀리할 수도 없다. 그렇기에 이런 상태를 개선하려면 장에 쌓인 것을 재빨리 '내보내는' 행위가 아주 중요하다.

'쌓인 것은 내보내고, 소용없는 것은 버린다.'

이를 가리켜 '디톡스(detox. 체내 독소 제거)'라고 한다. 디톡스는 영양을 적절히 섭취하면서 실행하는 편이 좋다. 가장 효과적인 디톡스 수단으로 단식(斷食, fasting)을 추천하고 싶다. 그렇다고 절식(絶食), 즉 아무것도 먹지 말라는 뜻은 아니다. 먹지 않음으로써 장을 쉬게 해서 장 운동을 활성화하려는 것이다.

최근에 세포의 기능을 밝혀내는 연구를 통해 '일정한 공복(空腹) 시간을 유지하면 세포에 쌓인 쓰레기가 효율적으로 제거된다'는 사실이 밝혀졌다. '세포에 쌓인 쓰레기'란 제대로 합성되지 못한 불량 단백질을 말한다. 음식물에 함유된 단백질은 장에서 일단 아미노산으로 분해되었다가 세포로 운반된 뒤에 다시 단백질로 합성되어 인체 조직과 기관의 재료가 된다. 하지만 단백질 전량이 그렇게 쓰이지는 못하며, 합성되지 못한 불량 단백질이 쌓여서 쓰레기로 변하면 당연히 세포의 기능도 저하되고 만다.

그래서 단식은 정기적으로 하는 것이 좋다. 공복일 때 세포가 자가소화 작용(Autophagy)이라는 재활용 기능을 가동해 단백질 쓰레기, 즉 불량 단백질을 아미노산으로 분해한 뒤 이를 단백질 합성의 원료로 또다시 사용하기 때문이다. 하지만 단식을 하지 않고 계속 먹기만 하면 장뿐만 아니라 세포에도 단백질 쓰레기가 점점 쌓이고 자가소화 작용도 작동하지 않는다. 세포의 활동이 저하되면 모처럼 영양을 섭취하더라도 에너지로 바뀌지도 않는다.

　단식은 며칠 동안 거창하게 하지 않아도 된다. 예컨대 매일 아침 8시에 출근하는 사람이라면 6시에 일어나 물과 과일을 천천히 섭취한 뒤 배설하고 집을 나선다. 몸속의 노폐물을 규칙적으로 내보내면 장이 활동하기 쉬워지고 이에 따라 소화·흡수력도 좋아져서 하루를 활기차게 보낼 수 있다. 배가 고파서 도저히 참을 수 없다면 바나나같이 배가 든든해지는 과일을 먹거나, 믹서 혹은 주서로 만든 과일·채소 주스를 큰 유리컵으로 한 잔 정도 마시는 게 좋다.

　장이나 세포에 쓰레기가 쌓인 상태로는 일상의 여러 상황에서 정확한 판단을 내리거나 결정적인 순간에 주의를 집중하기 어렵다. 뇌도 세포로 이루어져 있으므로 상대방의 말을 듣고 이해하는 '뇌의 소화·흡수력'에도 지장이 생기고 만다.

　뇌의 소화·흡수력(=이해력)은 장과 세포의 소화·흡수력(=대사)에 비례한다. 장과 세포의 쓰레기를 제거해 지적(知的)인 '영양'을 더 많이 흡수하기 위해서라도 단식을 실천해야 한다.

● 단식을 하면 세포 내 자가소화 작용이 작동해 불량 단백질을 처리한다 ●

불량 단백질

우량 아미노산

단식을 하면 세포 안에서 '자가소화' 작용이 기능한다. 그 결과 불량 단백질이 아미노산으로 분해되어 단백질 합성의 원료로 다시 쓰인다. 다시 말해, 세포에 쌓인 쓰레기가 처리되며 신진대사도 촉진된다. 이처럼 세포에는 먹지 않음으로써 건강해지는 기능이 갖춰져 있다.

02

아침단식으로
노폐물을
내보내자

장과 마주하는 일은 매일 변하는 자신의 마음(감정·의식)을 마주 보는 것과 같으며, 자신의 몸과 마음이 지금 어떤 상태인지를 파악할 수 있는 귀중한 실마리가 된다. '변을 내보내는 행위' 하나도 가볍게 보면 안 된다.

몸과 마음을 건강하게 해서 장뇌력을 높이려면 가장 먼저 자신의 생활 방식을 되돌아보고 무심코 계속 해온 행위에서 눈을 돌려 할 수 있는 일부터 바꾸어나가야 한다. 그러면 장과 세포가 변하기 시작한다.

디톡스와 장 건강을 목적으로 하는 단식법으로는 몇 가지가 알려져 있지만 여기서는 신야 히로미 씨가 추천하는 '아침단식법'을 알아보자.

1. 전날 밤 8시 무렵까지 저녁 식사를 마친다.
2. 아침에 일어나면 물을 충분히 마신다. 생수를 상온(常溫) 상태로 마시되 300~500㎖를 몇 번에 걸쳐 나누어 마신다.
3. 제철 과일을 먹는다. 제철 과일을 먹으면 풍부한 효소의 작용으로 저절로 소화·흡수되는 것은 물론, 장에 최소한의 부담을 주면서 비타민과 미네랄, 식이섬유를 섭취할 수 있다.
4. 정오까지는 열에 익힌 식품을 먹지 않는다.

전날 밤 8시에 저녁 식사를 끝내면 이튿날 정오까지 16시간 동안 단식을 할 수 있다. 이는 무려 하루의 3분의 2에 해당한다. 이 시간을 장이 중노동으로부터 해방되어 장 속에 쌓인 음식물 쓰레기를 처리할 '독소 제거 시간'으로 정해 장의 만성적 피로를 천천히 풀어주어야 한다. 그러니 되도록 오전에는 과일과 물만 섭취함으로써 점심 식사 전까지 장을 쉬게 하는 습관을 들이자.

● 아침단식은 이렇게 ●

1. 전날 밤에는 되도록 저녁 8시 이전에 식사를 마친다.

＊이 시간 이후에 식사를 해야 한다면 소화가 잘되는 음식을 선택해서 충분히 씹으며 천천히 먹는다.

2. 아침에는 열에 익힌 식품을 섭취하지 않는다.

＊잠자리에서 일어나는 대로 상온의 생수를 300~500ml를 마신다.

3. 제철 과일을 적당히 섭취한다.

＊과일이나 채소를 주스로 만들어 마셔도 좋다 (물 200ml +사과, 당근, 바나나 등)
＊출근하기 전에 배설할 수 있도록 몸 상태를 조절한다.

장 속 환경이 개선되면 좋아하는 음식의 종류도 변한다. 처음에는 신경이 너무 예민해지지 않도록 노력하면서 아침단식에 익숙해지도록 애써야 한다.

점심 식사와 저녁 식사는 한식으로 하되 배불리 먹지 않는 게 좋다. 점심 식사와 저녁 식사 전에도 각각 300~500ml의 생수를 마시면 체내 노폐물이 쉽게 배출된다. 그러나 녹차, 커피, 청량음료, 술 따위는 도움이 되지 않는다. 또 '농축 환원'이린 표시가 있는 음료수와 '과즙 100%' 주스도 열을 가해 제조해 생명력이 없으므로 마시지 않는 것이 좋다.

03

단식 중에
익힌 음식을 먹으면
안 되는 이유

단식할 때는 왜 익히지 않은 식품, 즉 날것을 먹으라고 권할까?

일반적으로는 '장의 소화 작용에 부담을 주지 않으면서 에너지원인 당질과 부족한 미량영양소를 공급한다'는 이점이 있기 때문이다. 하지만 관점을 조금 바꾸어 생각해보자. 내가 강조하고 싶은 사항은 동물과 식물의 관계이다.

단것을 많이 먹으면
마음이 초조해진다

아침단식을 할 때는 제철 과일을 먹는 것이 좋은데, 아침에 든든하게 식사하기를 원하는 사람도 있을 것이다. 밥이냐 빵이냐의 차이만으로도 장의 반응이 달라지지만 둘 다 당류(탄수화물)가 주성분이다. 이는 과일도 마찬가지이다. 그러니 같은 당류여도 식물을 어떤 상태로 먹느냐는 아주 중요하다.

빵과 과자는 정제한 밀과 정제한 당류로 만들어진다. 빵과 과자는 재료인 밀가루가 장의 성질에 맞지 않는다고 이미 지적한 바 있다. 밀에서 껍질과 씨눈을 깎아내 그 알갱이를 가루로 만든다는 것은 그만큼 자연에서 멀어진다는 뜻이다. 즉 먹기에는 좋아도 장에는 좋지 않다.

아침에 잠이 덜 깼을 때 머리가 맑아진다고 단것을 먼저 찾는 사람도 많다. 이는 뇌의 욕구를 들어준답시고 장을 희생하는 꼴이다. 효과를 즉시 볼 수는 있어도 시간이 지나면 몸에 나쁜 반응이 나타난다.

이처럼 익히거나 정제한 식물을 아침부터 섭취하는 것은 장을 혹사시키는 행위이다. 그 결과 변비가 잘 생긴다. 게다가 혈당 문제도 생기고 정신건강에도 영향을 끼친다. 우리의 마음(감정)은 몸 상태의 영향을 많이 받기 때문이다. 쉽게 말해 혈당치가 오르고 내리고 하면 감정도 함께 오르락내리락한다. 그러나 자연 상태의 음식은 먹으면 금방 소화되지 않고 장에

● 단것을 먹으면 ●

머릿속이 잠깐 활기차게 된다

머릿속이 갑자기 멍해진다

뇌는 에너지를 많이 소비하므로 단것(당류)을 찾게 만든다. 하지만 단것은 바로 에너지로 바뀌어 금세 소비되므로 지속적으로 보충해줘야 한다. 게다가 소비될 때마다 혈당치가 급격히 변하기 때문에 정신도 불안정해진다. 단것에 의존하면 몸과 마음에 부담이 생기고 만다.

일정 시간 머물러 있는다. 그 결과 혈당치도 급격히 오르지 않고 장 속 유익균의 먹이도 될 수 있으며 몸도 마음도 편안해진다. 그러니 정제한 식품의 섭취를 줄이자. 그러면 금세 장 속 환경이 좋아지고 정신적으로도 안정되기 쉽다.

숲속을 거닐면서 자연(식물)을 가까이하는 일도 심신을 편안하게 한다. 하지만 근본은 일상의 식사에 있다. 자연이 음식 속에 있는 것이다.

아무튼 아침 시간대에 무엇을 먹느냐에 따라 그날의 몸 상태가 달라진다는 사실을 기억하자. 무심코 먹기 전에 자신의 장과 의논한다는 기분으로 다음의 사항을 반드시 의식하자.

• 장과 성질이 맞는 음식을 원한다면 빵보다 밥을 먹자.
• 장과 세포를 청소(단식으로 디톡스)하려면 밥보다는 과일을 먹자.

효소는 가열하면
사라진다

효소는 생명활동의 매개체가 되는 물질이다. 예를 들어 미토콘드리아에서 에너지기 만들어지는 과정에도 다양한 종류의 효소가 관여한다. 영양소가 소화관에서 장을 거쳐 혈액, 세포, 미토콘드리아로 운반되는 과정에도 많은 효소가 필요하다.

효소 중에 익히 알려진 것이 소화효소인데 탄수화물, 지방, 단백질을 분해하는 것은 각기 다른 효소가 맡고 있다. 물론 DNA의 유전 정보에 따라서 단백질을 합성해 인체의 재료를 만드는 과정에도 효소가 역할을 한다. 효소라는 중개자가 없으면 먹고 움직이고 생각하는 등의 생명활동 자체가 이루어지지 않는다. 요컨대, 체내에서 효소의 작용이 원활하면 대사가 거침없이 잘되고 건강 상태도 좋아진다.

효소의 활동이 왕성하다는 의미는 생명력이 높다는 뜻이기도 하다. 효소의 작용은 비타민·미네랄 등의 미량영양소가 촉진한다. 따라서 효소의 활동을 왕성하게 하려면 미량영양소를 섭취하는 것이 중요하다. 비타민과 미네랄이 보조 효소로 불리는 이유는 이 때문이다. 결국 식물의 작용이 우리의 생명활동을 지탱한다는 말이다.

그런데 효소의 작용은 익힌 음식에서는 기대할 수 없다. 효소는 단백질의 한 종류이므로 가열하면 성질이 변해 본연의 작용을 할 수 없기 때문이다. 따라서 열을 가한 식품을 먹는다는 것은 효소의 활성을 잃어버린 음식을 섭취한다는 의미이다. 효소가 작용하지 않으면 생물이 목숨을 유지할 수 없기 때문에 식품을 가열하거나 가공하면 생명이 살아 있는 상태에서 점차 멀어진다.

효소가 풍부하게 함유된 '살아 있는 식품'을 섭취하는 것이 생명력을 높이는 길이다. 실제로 생식(生食)을 실천하는 사람은 비타민·미네랄은 물론이고 효소를 통째로 섭취하는 것을 중요하게 여긴다.

● 생명활동을 조종하는 효소의 위력 ●

효소는 체내에서 일어나는 화학반응의 매개(촉매) 구실을 하는 물질이다. 하나의 반응에 하나의 효소가 작용하는 것이 원칙이다. 예를 들어 단백질을 아미노산으로 분해하는 프로테아제, 지방을 지방산으로 분해하는 리파아제, 탄수화물을 포도당으로 분해하는 아밀라아제 등 소화효소에도 다양한 종류가 있다. 이러한 효소가 작용하지 않으면 생명활동 자체가 이루어지지 않는다. 효소가 생명활동을 조종한다고 해도 지나친 말은 아니다.

생명을 받아먹는 것이
식사의 기본

먹는 것에 대해 이토록 깊이 생각할 필요가 있을까 하고 의아해하는 사람도 있을 것이다. 하지만 식품의 질을 생각하지 않으면 양(量)만 좇게 되므로 식사의 본질, 즉 '동물은 식물의 생명을 먹는다'는 목적에서 점점 멀어진다. 단식의 또 다른 목적도 '생명을 먹는 것'이다. 이는 살아가는 행위의 원점이며, 모든 생물이 이를 생명활동의 기반으로 삼는다. 최근 물과 효소 등을 주목하는 사람이 많아진 이유는 식품의 생명력이 중요하다는 사실을 깨달았기 때문이다.

아침단식을 시작할 경우 먼저 '수분은 맑고 깨끗한 물로 보충한다', '신선한 채소·과일을 날로 먹는다'는 점을 마음에 새겨두는 것만으로 충분하다. 더불어 날로 먹는 것이 왜 중요한지를 되새기고 음식의 질을 의식하는 감각도 익힐 필요가 있다.

식사를 개선하는 참된 의미는 생명력을 회복하는 데 있다. 식사라는 행위는 영양 공급의 수단일 뿐만 아니라 우리가 지닌 본연의 생명력을 키워 자신감과 생기가 넘치게 살아갈 수 있는 방법이기도 하다.

04

현미밥 먹기를
권하는
진짜 이유

'You are what you eat'(네가 먹는 것이 곧 너다)라는 말을 다시 생각해보자. 과연 당신은 장의 소화·흡수·배설에 알맞은 음식을 끼니마다 먹고 있는가? 진정한 의미의 활력을 식사에서 얻고 있다고 생각하는가?

음식의 질이 떨어지면 세포의 질도 떨어진다. 사람은 세포의 집합체이므로 '사람의 질'도 떨어지고 말 것이다. 그렇게 '질이 떨어진 사람'은 제 아무리 노력해도 활력을 되찾을 수 없다. 그러니 먼저 자신을 활기차게 하라. 세포의 질을 높여라! 이를 통해 원기를 회복하는 사람의 발상은 활기찬 사회를 만드는 기초가 될 것이다. 이 점을 무시하면 발상을 하고 의견을 나눌수록 피로만 쌓이고 활력을 점차 잃어버린다.

옛날 음식이 변변하지 않았고 검소했다는 이유로 조상들의 건강 상태가 나빴다고 생각하는가? 절대 아니다. 역사를 살펴보면 조상들이 우리보다 질이 더 좋은 음식을 섭취했다고 볼 수 있다. 그 근거로, 무도나 무술을 연구하는 다카오카 히데오는 저서에서 미야모토 무사시(에도 시대의 검객)가 활약했던 에도 시대 초기가 무술 역사상 절정기였다고 서술했다. 특히 미야모토 무사시를 가리켜 '현대인과 비교가 안 될 만큼 강인했다'라고 독자적인 견해를 밝혔다.

미야모토 무사시만이 아니다. 시대를 조금 거슬러 센고쿠(戰國) 시대로 눈을 돌려보자. 이 시기에 활약한 장수인 도요토미 히데요시, 오다 노부나가, 도쿠가와 이에야스, 다케다 신겐, 우에스기 겐신 등의 능력, 체력, 정신력은 오늘날의 일류 운동선수를 훨씬 능가했으리라고 짐작된다. 이유는 아주 간단하다. 장 건강의 측면에서 볼 때 그들이 먹던 음식이 지금의 먹을거리보다 훨씬 질이 좋았기 때문이다. 그 근거의 하나로, 에도 시대의 식생활 변화를 들 수 있다. 더 구체적으로 말하면 주식인 쌀의 변화다.

사회가 안정되기 시작한 겐로쿠(元禄) 시절(18세기 전후, 연호가 겐로쿠인 때)에 도시를 중심으로 식생활이 크게 바뀌었다. 살림이 풍족해지면서 백미를 먹게 된 것이다. 그러나 풍족함의 대가로 그들의 건강 상태는 크게 나빠지고 말았다. 백미를 먹기 이전에는 쌀겨와 쌀눈이 붙어 있는 현미를 주로 먹었다. 쌀겨와 쌀눈에는 사람의 생명활동에 꼭 필요한 비타민과 미네랄이 풍부하게 포함되어 있다. 그러므로 벼를 찧어서 이 부분을 깎아내느냐 마느냐에 따라 영양에 차이가 벌어진다.

실제로 겐로쿠 시절에 백미가 도시에 유통되면서 주민들의 건강 상태에 큰 문제가 일어났다. 각기병이 퍼진 것이다. 각기병에 걸리면 신경에 장애가 생겨 다리가 붓거나 마비되고 전신권태 증상 등을 일으키며, 심하면 자리에서 못 일어나게 되어 심부전으로 사망한다. 각기병은 제2차 세계대전이 일어나기 전까지는 결핵과 대등한 '국민병'의 하나로 꼽혔으며, 러일전쟁 때는 부상자·병사자 3만 7000명 중 각기로 말미암은 병사자가 2만 8000명에 이르렀다(전사자는 4만 8000명). 각기병의 원인은 그때만 해도 몰랐던 영양소인 비타민B₁의 부족에 있었다. 비타민B₁이 풍부하게 들어 있는 것이 바로 쌀의 겨 부분이다.

요컨대, 현미에서 백미로 주식을 바꾼 게 원인이 되어 많은 사람들이 만성적인 비타민B₁ 결핍증에 걸렸고, 그 결과 건강 상태가 나빠진 것은 물론 많은 사람들이 사망한 것이다.

'흰밥에 고기반찬'이
우리를 약하게 만들었다

물론 '각기는 현대에 없는 병이 아닌가?', '제2차 세계대전 이후에 육식하는 사람이 늘어나서 각기병 환자도 줄어든 마당에 무엇이 문제야?' 하고 반론을 제기할지도 모르겠다. 하지만 장과 음식물의 관계를 돌이켜보면 각기병이 단지 옛날 일만은 아님을 깨닫게 될 것이다.

앞에서도 설명했듯이 육류에는 식이섬유가 전혀 들어 있지 않으므로 이를 지나치게 많이 섭취하면 장에 단백질 쓰레기가 쌓여 장 속 환경이 나빠진다. 제2차 세계대전이 끝나자 각기병 환자는 급작스럽게 줄어들었지만 그 대신에 이전에는 잘 나타나지 않던 대장암이나 대장폴립(polyp) 환자가 급증하고 있다. 위암과 간암의 사망률은 감소하는데도 말이다.

육류에는 지방도 함유되어 있다. 육류에 포함된 동물성 지방은 포화지방산으로, 일부러 섭취하지 않아도 몸속에서 합성할 수 있는 지방의 종류에 속한다. 구태여 섭취할 필요가 없는 육류를 매일 먹으면 체내에서 전부 처리되지 못한 지방이 쌓일 수밖에 없다.

깎여나간 비타민·미네랄의 분량만큼 몸이 영양 부족을 느껴서 과식의 유혹을 뿌리치지 못하는 까닭에 빵·면류 등의 섭취량도 늘어나고 있다. 그러나 그 재료인 정제된 곡류(당질)도 에너지로 바뀌지 않은 것은 지방으로 변해 체내에 쌓인다.

이렇게 보니 요즘 문제 되고 있는 대사증후군이나 비만의 원인이 더 명확해지는 것 같다. 그렇다, 실제로는 섭취한 열량보다 무엇을 먹느냐가 더 큰 문제다.

'흰밥에 고기반찬'을 먹는 현대식보다 현미를 중심으로 한 전통식이 더

● 현미와 백미는 어떻게 다른가 ●

■ **영양소 비교**

'2005년 일본 식품표준성분표' 기준(현미와 백미의 100g당 영양소 비교).
나가하마 요지(長濱陽二) 저, 《자연면역력을 높인다!》(기술평론사 발간)에서 인용

쌀은 쌀겨와 쌀눈이 붙어 있는 현미, 쌀겨 일부를 깎아낸 분도미[分搗米(삼분도, 오분도, 칠분도)], 쌀겨를 전부 깎아낸 배아미(胚芽米), 쌀겨와 쌀눈을 선부 깎아낸 백미로 나닌다. 위의 그림과 같이 현미와 백미의 영양소(100g당)를 비교하면 현미의 영양이 아주 우수하다는 것을 알 수 있다.

영양의 완성도가 높다는 것을 영양학계도 인정했다. 그러면서 "쌀에서 비타민, 미네랄, 식이섬유 등이 깎여나갔더라도 다른 식품으로 보충하면 영양의 균형을 이룰 수 있다"고 주장한다. 하지만 여러 개의 '부분'을 합친다고 '전체'가 되지 않는다. 열량이나 영양소의 수치를 기준으로 영양의 균형을 잡으려고 한다면 '음식이 생명이다'라는 중요한 관점을 잃어버릴 수도 있다.

식품을 다듬거나 익히지 않고 먹는 것을 '홀푸드(whole food, 자연식품)'라고 한다. 이 개념은 식품을 영양소의 집합체가 아닌 하나의 생명으로 여기자는 생각에서 출발했다. 영양학에서는 식품에 들어 있는 성분을 일일이 분석해 그 작용을 조사하지만 앞서 지적했듯이 그렇게 낱낱이 조사한 성분을 다시 결합하더라도 생명이 되지는 않는다. 성분을 분석해서 알 수 있는 것도 물론 있지만 음식에는 그 과정에서 밝히지 못하는 생명력이 있으므로 오히려 홀푸드를 먹자는 발상이 당연해 보인다.

벼는 식물의 씨앗이므로 그 속에 당연히 생명이 깃들어 있다. 벼의 영양소 분석표에는 생명력 항목이 존재하지 않지만, 땅에 묻고 물을 주면 싹이 트는 것으로 보아 생명을 품고 있는 것이 확실하다. 이것이 '쌀에서 생명을 받아먹는다'는 '홀푸드 먹기'의 발상이며, 나아가서 현미를 먹는 의미이다.

통계를 볼 것도 없이 암, 생활습관병, 알레르기를 비롯해 우울증 같은

● '부분'을 합친다고 '전체'가 되지는 않는다 ●

부족한 영양소를 다른 식품으로 채워서 영양의 균형을 이루려고 하면 소중한 생명이 스르르 사라진다. 부품을 하나씩 끌어 모아도 필요한 것이 전부 갖추어 지지는 않는다.

마음의 병에 걸리는 사람이 해마다 느는 게 현실이다. 안타깝지만 의학도 영양학도 이런 현실을 근본적으로는 해결하지 못하고 있다.

생명이 사라진 음식만 먹다가는 우리도 생명력을 잃고 만다. 이는 쌀만의 문제가 아니라 모든 음식물에 해당하는 말이다. 쌀은 낱알 상태에서 밀처럼 가루로 만들어버리면 더욱더 생명으로부터 멀어진다.

매일 흰밥을 먹으면 필요한 열량은 채우겠지만 만성적인 영양 부족, 생명력 부족에 빠지고 만다는 점을 잊지 말자. 물론 현미밥을 먹는다고 모든 문제가 해결되는 것은 아니며 그 외에도 주의해야 할 점이 더 있지만, 매일 먹는 밥에 대한 관심은 장뇌력을 갈고닦는 기초가 된다.

● 활력을 되찾을 방법 ●

발상력을 기르거나 사회구조를 개선하더라도 음식을 바꾸지 않으면 근본이
변하지 않는다. 자신을 변하게 하는 근원이 음식에 있다는 섬을 새인식한다
면 '강인함'을 회복할 수 있다.

05

왜 현미를
발아시켜야
할까?

식품에 생명이 있음을 확인하는 가장 알기 쉬운 방법이 '씨앗에서 싹을 틔우는 것'이다. 그런데 씨앗에 생명이 들어 있다는 것을 안다손 치더라도 어떻게 하면 그것을 우리 몸에 흡수되게 할 수 있을까? 여기서 우리는 현미와 피트산(phytic acid)의 관계를 눈여겨보아야 한다.

현미에는 싹이 터서 벼로 자라는 데 필요한 미네랄이 풍부하게 함유되어 있는데, 이는 다른 생물에게 쉽게 먹히지 않도록 보호되어 있다. 즉 딱딱한 껍질이 씨앗을 싸고 있는 것처럼 피트산이 미네랄을 감싸고 있다. 현미로 그냥 밥을 짓다가는 이러한 피트산의 보호 장치가 충분히 풀리지 않고, 현미에 풍부하게 들어 있는 미네랄을 흡수할 수 없다. 그래서 '현미 채식을 하면 오히려 미네랄 부족에 빠진다'는 지적도 있지만 대처할 방도가 전혀 없는 것은 아니다. 현미를 발아시키면 된다. 즉 싹을 틔워 먹으면 효소가 작용해 피트산으로 만들어진 보호 장치가 자연히 풀린다. 재미있는 것은 발아시킨 현미로 밥을 지으면 미네랄 흡수가 쉬워지는 동시에 가바(GABA·감마아미노낙산)와 같은 영양소의 양이 늘어난다.

참고로, 현미를 발아시킬 때 싹이 너무 자라면 영양소가 날아가버리니 쌀눈에서 길이 0.5~1mm 정도의 싹이면 충분하다. 보통 여름철이면 반나절, 겨울철에는 한나절(10~12시간) 정도 물에 담가두면 이 정도 길이의 싹이 튼다.

이같이 현미를 발아시켜 밥을 지으면 식품으로서의 생명력이 높아지고 영양소도 더욱 풍부해진다. 생명력이 높은 현미를 먹은 우리 역시 생명력이 강해진다.

맛없는 현미밥, 생명력이 낮기 때문?

모든 현미기 싹을 틔우는 것은 아니다. 현미의 생명력이 낮을 경우에는 싹이 잘 나오지 않는다. "현미밥은 거칠고 맛이 없다"는 말을 들을 때가 있는데, 어쩌면 생명력이 낮은 현미였는지도 모른다. 만약에 그렇다면 당

● 현미와 피트산의 관계 ●

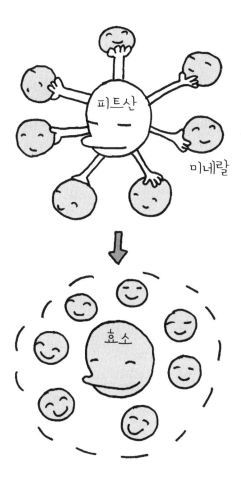

현미와 같은 씨앗에는 피트산이란 물질이 미네랄이 새어나가지 못하도록 보호하고 있다. 현미를 물에 담가서 싹을 틔우면 효소의 작용으로 피트산으로 만들어진 보호 장치를 제거할 수 있다.

연히 소화도 잘되지 않는다. 피트산으로 만들어진 보호 장치도 충분히 풀리지 않으므로 억지로 먹다가는 만성적으로 미네랄이 부족해져 건강이 나빠질 수도 있다.

거듭 강조하지만, 싹이 튼 정도에 따라 현미의 질이 완전히 달라진다. 이는 발아하기 전의 현미로는 질의 차이를 알 수가 없다는 뜻이다. 제대로 싹이 트는 '생명력이 높은 현미'라면 앞서 설명했듯이 영양가가 높아지는 것은 물론이고 거친 껍질이 물렁해지므로 부드럽게 씹혀 맛있게 먹을 수 있다.

현미라고 하면 압력솥이나 돌솥으로 밥하는 것을 머리에 떠올리기 쉬운데, 쌀의 질만 좋다면 '현미밥 기능'이 있는 일반 밥솥으로도 아주 맛있게 지을 수 있다. 요즘은 현미를 발효시켜서 '효소현미밥'을 먹는 사람도 늘고 있는데 소화가 잘된다고 한다. 효소현미밥 전용 밥솥으로 손쉽게 지을 수 있다고 하므로 한번 먹어보는 것도 좋을 듯하다.

● 맛있는 현미밥 짓기 ●

요즘은 전기밥솥의 성능이 좋아져 압력밥솥이 아니어도 아주 손쉽게 현미밥을 지을 수 있다. 더욱이 맛도 좋으며 딱딱해서 먹지 못할 일은 없다.

밥을 짓기 전에는 쌀을 물에 불리는 게 중요하다. 불리면 부드러워지고 피트산(phytic acid)이란 물질이 분해되어 미네랄이 흡수하기 쉬운 상태로 바뀌므로 현미에 함유된 영양소를 최대한 섭취할 수 있다. '현미밥 짓기 기능'이 있는 전기밥솥을 사용하면 퍼석퍼석하지 않고 맛있는 현미밥을 지을 수 있다.

1. 식구 수에 맞추어 쌀을 2~3ℓ 정도 솥에 넣는다.

* '현미밥 모드'가 있는 밥솥을 쓰는 게 좋다. 최근 전기밥솥은 대부분 이 기능이 갖춰져 있으니 밥솥을 구입할 때 꼭 확인하라.

2. 밥솥의 눈금을 참고해 물을 붓는다.

* 백미처럼 뜨물이 생기지 않으니 물로 헹구듯 가볍게 씻는다.

3. 타이머로 예약하고 완료되기를 기다린다.

* 아침에 타이머로 예약하면 저녁에 따끈한 현미밥을 먹을 수 있다. 가능하다면 하룻밤 동안 물에 불려서 0.5~1mm 정도 싹을 틔운 뒤 밥을 짓는 게 좋다. 그러면 미네랄의 흡수도가 좋아진다.

현미밥 모드

발아는 이 정도 (0.5~1mm)가 기준이다.

'현미는 딱딱해서 맛없어', '밥 짓기가 어려워'라고 불평하는 사람도 있으나 몇 가지 요령만 터득하면 흰밥처럼 맛있는 현미밥을 손쉽게 지을 수 있다.

현미를 선택할 때는 가격이 싸다는 이유로 고르지 말고, 유기농 제품 등 가능하면 질이 좋은 것을 선택하는 게 좋다(발아하는지 안 하는지도 중요한 품질 기준이다). 같은 현미라도 품질 차이가 있으므로 여러 방법으로 확인하는 게 바람직하다.

06

원재료의
발효도가 높을수록
장과 잘 맞는다

주식인 밥의 생명력을 높이는 방법을 찾았으니 다음 단계는 부식을 생각해보자. 부식에서 생명력을 높이는 열쇠는 역시 미생물이다. 앞서 '식물의 생명력을 소생시키는 열쇠는 미생물이 쥐고 있다'고 설명한 바 있는데, 이를 일상의 식사에 어떻게 활용하는 것이 좋을까?

미생물 하면 발효식품을 떠올리게 되는데, 밥과 함께 먹을 것을 생각하면 역시 된장이다. 된장은 원료(콩, 쌀, 보리 등)를 누룩으로 발효시켜서 만드는데 오래 발효될수록 콩의 단백질이 잘 분해되어 장과 성질이 맞는 식품으로 변한다. 씨앗에 들어 있는 영양소를 쉽게 흡수하고 된장 속에 서식하는 유용한 균(유익균)도 함께 몸속으로 들어오므로 장의 면역력도 좋아지는 이점이 있다.

염분이 많다며 발효식품을 문제 삼는 사람들이 있지만 소금을 많이 섭취하면 고혈압에 걸린다는 말은 명확한 증거(과학적 근거)가 없다. 제조법에 따라 소금의 질이 크게 달라지므로 일률적으로 소금이 몸에 좋은지 나쁜지를 따지는 것은 이치에 맞지 않다. 게다가 소금을 줄이는 데 너무 신경을 쓰면 요리의 간을 맞추기가 어려워지거나 미각이 둔해지기도 한다.

중요한 것은 소금의 양이 아니라 원재료의 질이다. 된장, 간장의 경우에는 라벨에 적힌 원재료를 확인해서 될 수 있는 대로 재료의 수가 적은 것을 고르자. 예를 들어, 된장의 원재료는 콩, 쌀, 보리, 소금이 기본인데 개중에는 주정(酒精)이나 비타민B_2, 아미노산이 적힌 것도 있다. 이런 물질들은 누룩곰팡이의 발효를 억제하거나 빛깔, 감칠맛을 보완하려고 첨가한 것이다. 따라서 원재료 자체가 충분히 발효되지 않았을 가능성이 있다.

된장은 콩을 발효시키는 데 그 의미가 있으므로 발효도가 낮은 된장은 장과 성질이 잘 맞는다고 볼 수 없다. 일반적으로 발효에는 시간이 걸리므로 1년 이상 숙성된 상품을 고르는 편이 좋다.

● 발효도가 높은 된장을 고르는 법 ●

발효에는
시간이 필요해요!

누룩곰팡이

된장

품명	쌀된장
원재료명	콩(유전자 재조합 작물이 아님), 쌀, 소금, 주정, 비타민B2, 아미노산
내용량	1kg
유통기한	2016. ○ . ○ .
보존	직사광선을 피하고 어둡고 차가운 곳에 보관

된장을 고를 때 중요한 점은 발효의 정도다. 구매할 때는 원재료 표시를 확인해서 콩·쌀·보리·식염과 같이 간단한 원료로 만든 것을 고르자. 주정, 비타민B2, 아미노산 등이 첨가된 것은 발효 기간이 짧을 가능성이 있다.

07

몸에 이로운
서양음식으로 식탁에
변화를 주자

서양음식이 몸에 좋지 않다고 하지만, 서양음식 중에도 몸에 좋은 음식
이 있다. 종류가 너무 많아서 모두 거론할 수는 없지만 대표적인 식품 세
가지를 살펴보자.

- 올리브유
- 토마토
- 마늘

이는 이탈리아 요리의 3대 재료다. 현미밥, 뿌리채소를 넣은 된장국, 김치나 채소절임 등 매일 먹는 음식에 색깔을 더하거나 요리의 폭을 넓히고 싶을 때 이 재료들을 활용하자.

특히 올리브유는 다른 식물유보다 산화가 잘되지 않는 성질이 있어서 샐러드뿐만 아니라 열을 가하는 요리에도 적합하다. 질이 좋은 엑스트라 버진(extra virgin) 올리브유를 채소를 볶거나 끓일 때 쓰면 좋다. 끓이는 데 올리브유를 쓰는 것을 뜻밖이라 할 수도 있는데, 예컨대 양파와 마늘을 올리브유로 볶아서 뿌리채소(당근, 감자), 셀러리, 버섯류, 잘게 썬 토마토 등을 넣고 10~15분간 끓이면 이탈리아 요리의 하나인 미네스트로네(minestrone)가 간단히 만들어진다.

이 요리를 만들 때 가장 중요한 점은 토마토가 끓을 때 올리브유를 듬뿍 넣는 것이다. 계속 끓이면 수프가 되어 감칠맛이 생기므로 고기나 생선을 넣지 않아도 소금과 후추만으로 충분히 맛을 낼 수 있다. 또 걸쭉하거나 풍성하게 보이려면 납작보리를 한 줌 넣는 것도 좋다. 이렇게 올리브유, 토마토, 마늘을 활용한 요리는 우리 입맛에도 제법 맞는다. 버터를 많이 쓰는 프랑스 요리도 괜찮지만, 매일 먹는 음식으로서는 이탈리아 요리가 우리 입에 더 잘 맞는다.

이러한 관점으로 세계 각국의 요리를 살펴보고 그 장점을 잘 이용하면 식탁이 더 풍성해진다.

● 식품 재료의 종류를 늘려보자 ●

어느 요리에나
좋은 점은 있다

프랑스 요리

즉석식품

중국요리

전통 음식

이탈리아
요리

토대를 단단하게 만들자

그저 되는 대로 요리하지 말고, 우리의 전통식을 기본으로 정한 뒤에 다른 음식
문화의 좋은 점을 보태면 매일의 식사가 풍성해진다. 일상의 음식과 진수성찬의
경계를 늘 의식하면서 보통 때는 간편하게 식사하는 습관을 들이자.

08

커피·홍차로는 수분을 보충할 수 없다

단식을 할 때 수분 보충은 어떻게 하는 것이 좋을까? 물을 많이 마시라고 권유하면 섭취량에만 신경을 쓰는데, 여기에도 고려해야 할 사항이 있다. 먼저 알아두어야 할 것은 물과 세포의 관계이다.

세포는 지질(기름)로 둘러싸인 주머니에 물이 가득 차 있는 모양을 하고 있다. 세포 무게의 70%를 차지한다는 이 물에 DNA가 들어 있는 핵, 에너지를 생산하는 미토콘드리아가 떠 있다. 그렇기에 물의 질이 세포 속 작은 기관의 기능을 좌우한다고 할 수 있다.

세포 안에 단백질 쓰레기가 쌓인다고 말한 것을 기억하는가? 세포에는 늘 노폐물이 축적되어 물이 쉽게 더러워진다. 그러므로 더러운 물을 배출하고 깨끗한 물로 채워야 한다. 보통은 오줌과 땀으로 바뀌어 몸 밖으로 내보내지는데, 배출되고 나면 갈증을 느낀다. 이 때문에 물을 보충해야 하는데 아무 음료나 많이 마신다고 좋은 것은 아니다. 물의 질이 세포의 기능을 좌우하기 때문이다. 이를테면 목이 마를 때마다 청량음료를 마시면 어떻게 될까?

청량음료에는 당류가 많이 들어 있어서 앞서 지적한 바와 같이 세포로 운반될 때 혈당치가 급격히 상승한다. 게다가 당류를 액체 상태로 만든 물질이 들어 있으므로 이미 식물 성분이라 할 수 없을 정도로 자연 상태와 거리가 멀다. 그래서 목을 축이려고 마신들 오히려 몸에 부담만 주고 만다. 커피나 홍차, 녹차는 카페인을 함유하고 있어서 혈관을 확장하고 오줌을 자주 누게 하기도 한다. 수분을 보충할 때마다 이런 자극을 받는다면 우리는 세포에 물을 채우는 것만으로도 지칠 것이다. 이러한 점에서 몸에 필요한 물은 될 수 있는 대로 식수에서 얻어야 하며 다른 음료는 마시지 않는 편이 좋다.

커피나 홍차, 녹차는 집중력을 높이고 싶을 때나 휴식할 때 질이 좋은 것을 골라서 마시자. 그러면 카페인의 각성 작용이 이로운 작용을 할 수도 있다.

카페인이나 당류 등의 자극물이 함유되면 그만큼 수분 보충이라는 목적에서 멀어지고 몸에 다른 영향을 끼치고 만다. 알코올도 마찬가지다. 그러니 이러한 자극물이 들어 있는 음료는 최소한으로 마셔야 한다.

● 식품에서 '생명'을 받아먹는 순서 ●

이 내용을 참고해 단계별로 하나하나 실천하면 식품의 생명을 받아먹기가 수월해진다.

제1단계 생식을 늘린다.

제4단계 밥에 잡곡을 섞는다.

제2단계 뿌리채소를 먹는다.

제5단계 현미를 발아시켜서 먹는다.

0.5~1mm 정도

제3단계 발효식품을 먹는다.

제6단계 음식의 '질'을 의식한다.

장뇌력은 나의 힘

1 정제한 쌀과 밀의 섭취량이 늘어나면서 우리의 생명력이 낮아
   졌다.

2 자주 먹는 '흰밥과 고기반찬' 중심의 식단을 '현미밥과 채소반
   찬' 중심의 식단으로 바꾸자.

3 현미는 싹을 틔워서 먹어야 쌀의 미네랄과 생명력을 모두 섭
   취할 수 있다. 신선한 현미를 구입해 생명력을 높이자.

4 부식에서 생명력을 높이는 방법은 충분히 발효된 식품을 먹
   는 것이다. 특히 된장은 재료를 확인해서 발효가 잘 된 것을
   선택하자.

5 수분 보충은 물로 하자. 음료수는 물이라고 할 수 없다.

8장

자신을 발효시켜서
생명력을 높이자

01

잘된 사람들의
공통점을
파악하자

산다는 것은 먹고 숨 쉬는 것이다. 특히 먹는 행위는 소화관인 장을 거쳐서 마음과 감정, 즉 느끼는 행위로 이어진다. 다시 말해 식생활이 개선되어 장이 건강해지면 미각이 발달하고 느끼는 힘도 생긴다. 중요한 점은 이 느끼는 힘을 어떻게 키우느냐다.

느낌을 말로 나타내는 데는 뇌의 활동이 필요하지만, 그것도 생명이 있이야 가능한 일이다. 지구의 생태계는 무수한 생명들로 이루어져 있다. 살아 있다는 것은 지금 자신을 둘러싼 생명들과의 관계가 아주 자연스럽게 느껴지는 상태다. 이 느낌이 시작되는 부위가 장이라고 생각하면 우리가 먹는 것이 영양 공급 이상으로 얼마나 가치가 높은지를 알 수 있다.

그런데 아무리 자연의 이치에 맞는 식사를 하고 건강법을 실천해도 '잘되는 사람'과 '잘되지 않는 사람'이 나뉘기 마련이다. 잘되는 사람은 몸 상태가 좋아지고 생활습관이 바뀌는 변화를 스스로 느낀다. 그래서 자신의 방식을 다른 사람에게 알려주며 따르도록 권한다. 단, 자신감이 지나쳐 조심하지 않으면 자기도 모르는 사이에 배타적인 사람이 되어버린다.

잘되는 사람과 잘되지 않는 사람의 차이는 어디에 있을까?

식사만 두고 하는 이야기가 아니다. 잘되는 사람들을 관찰하면 그들의 몸가짐에서 공통점을 발견할 수 있다. 그 공통점을 통해 '내가 잘되는 길'을 찾을 수 있다.

'수파리' 방식으로
요령을 파악하자

우선, 너무 머리로 따지지 말고 자신이 좋다고 생각하는 방법을 착실히 실천하는 것이 좋다. 본받고 싶은 사람을 찾아서 그 사람의 세계에 가까이 가도록 노력하는 것이 지름길이지만, 계속 본보기로 삼을 필요는 없다.

국악 같은 전통문화를 배우는 데는 수파리(守破離)라는 3단계 방식이 있다.

- **지킬 수(守)** : 가르침을 몸에 익힌다.

- **깨뜨릴 파(破)** : 자신이 가르침에 사로잡힌 점을 깨닫고 그것을 깨뜨린다.

- **떠날 리(離)** : 가르침에서 벗어나 자신의 길을 찾아 떠난다.

이 수파리 방식을 식사에 적용해보자.

먼저 장에 좋은 식사가 무엇인지를 깊이 생각한 뒤에 새로운 미각을 찾는 일부터 시작한다. 장과 뇌는 음식을 맛있다고 느끼는 핵심 요소가 서로 다르다. 우리는 뇌가 좋아하는 식사에만 길들여져 있다. 따라서 장에 좋은 식사도 있다는 점을 알고, 뇌에만 신경 쓰지 말고 '뱃속이 편안해지는 감각'을 익혀야 한다. 이것이 최초의 단계인 '수(守)'의 세계에 해당한다.

뱃속이 안정되면, 즉 장의 활동이 활기차지면 미각이 서서히 발달해 음식 맛에 민감해진다. 즉석식품처럼 자극적인 맛은 뇌가 좋아하고, 장은 정반대이다. 뇌가 좋아하는 식사는 '진수성찬'이고, 장에 좋은 식사는 '간소한 음식'이다. 이러한 차이를 파악하려면 경험이 필요하다. 처음에는 무엇을 먹어야 좋을지 모르겠고, 지금까지 해온 식사가 전부 잘못된 것처럼 느껴지고, 새로운 지식이 하나둘 늘어나면서 헷갈릴 수도 있다. 식사요법을 너무 엄격하게 지키다 보면 그 자체가 스트레스가 되어 도리어 몸에 부담이 되기도 한다. 교양이나 지식을 얻으려고 새롭게 배우는 데는 반드시 스트레스가 따르기 마련이다.

● '느끼는 힘'을 몸에 기르자 ●

'느끼는 힘'을 몸에 기르는 것이 중요하다. 아무리 장에 좋은 식사라고 하더라도 머리로 생각하고 먹으면 장에 좋다고 할 수 없다.

'지금 먹는 식사가 올바른 식사다'라고 생각하면서 계속 그 방식으로 먹다가는 어느 것이 좋은지 좀처럼 알아내기가 힘들다. 아무리 장에 좋은 식사라 하더라도 이런 상태라면 머리로 따지고 먹는 것과 같기 때문에 수(守)의 세계에서 벗어나지 못하고 뱃속의 감각을 몸에 익히는 것도 어려울 것이다. 몸 상태가 좋아진 경우도 마찬가지다. 너무 자신만만하면 머리에 지식만 많아져서 모처럼 몸에 익힌 감각이 어디론가 사라져버린다.

지식을 얻었다면 이번에는 그것을 잊어버리자. 자신이 좋다고 느낀 점도 기억하지 말자. 장의 디톡스(독소 제거)가 중요하다고 생각한다면 '장의 디톡스가 몸에 좋다'는 생각도 머릿속에서 지워버리는 편이 좋다.

정말로 뱃속이 편안하다고 느꼈다면 장의 건강만 생각하지 말고 가끔은 뇌가 좋아하는 식사를 즐겨보는 것도 좋다. 장에 좋은 식사만 하려고 자신의 욕구를 너무 억누르면 처음에는 몸이 나빠질 것을 걱정할 수도 있다. 이런 상태라면 식사를 즐길 수가 없다.

이렇게 불안하고 초조한 마음의 응어리를 깨뜨리는 것이 '파(破)'의 세계다. '파'는 자기가 배운 분야를 벗어나 자신과 다른 생각·가치관을 받아들이는 감각이다. 이는 자신의 '마음 크기'와 관련이 있다. 이전 단계보다 지식이 늘어났을 것이므로 그다지 이론을 내세우지 않거나 질이 더 좋은 음식을 먹고 싶어 할 수도 있다.

뇌가 좋아하는 식사와
장에 좋은 식사의 이상적인 비율

거듭 강조하지만, 옳은 식사를 하는 것보다는 감성, 즉 느끼는 힘을 기르는 것이 더 중요하다. 감성을 갈고닦는 과정에서 장에 좋은 식사와 뇌가 좋아하는 식사의 비율은 7 대 3 정도가 이상적이다. 그러나 우리는 지금 이 비율과 정반대의 비율로 식사를 하고 있다. 그래서 처음에는 가치관을 백팔십도로 바꿀 필요가 있다.

맛있는 음식과 맛없는 음식, 즐거움과 괴로움, 기쁨과 슬픔을 번갈아 맛보면서 스스로 인생의 질을 높이는 것, 이것이 최종적으로 도달할 '리(離)'의 세계이다. 이 단계가 되면 먹고 싶은 음식을 마음대로 먹더라도 장에 부담을 주지 않는 식생활이 몸에 배었을 것이다.

늘 걱정이 많은 뇌는 우리에게 건강을 유지하는 것에만 신경 쓰게 한다. 하지만 이 세계는 좋은 일, 나쁜 일, 유쾌한 일, 불쾌한 일 등이 뒤섞여 역동적으로 돌아간다. 우리 몸은 이러한 변화를 받아들여서 자유로이 움직이고 싶어 한다. 건강을 유지하고 싶다는 생각은 이러한 몸이 원하는 자유를 제한한다. 무엇인가가 자신을 구속한다는 느낌이 들면 뇌가 만든 함정이니 탈출하자. 이것이 우리 몸이 보내는 신호를 따르는 길이다.

● 장에 좋은 식사, 뇌가 좋아하는 식사 ●

몸과 마음의 건강을 유지하려면 장에 좋은 식사와 뇌가 좋아하는 식사의 비율을 7 대 3으로 하는 것이 제일 좋다. 현대인은 뇌가 좋아하는 진수성찬을 먹는 비율이 너무 높다. 따라서 반드시 식생활을 개선해야 한다.

어떻게
나를
발효시켜야 할까?

먹는 행위가 단순히 영양을 공급하는 데만 그치지 않고 삶과도 관계가 있다는 사실을 이젠 이해했을 것이다. '산다는 행위는 먹는 것이다', 이 말의 뜻을 더 깊이 이해하려면 사람과 미생물의 관계를 조금 더 살펴볼 필요가 있다.

미생물이 음식물을 분해하는 과정에는 발효 또는 부패가 일어나는데 발효는 사람을 살리는 작용이고, 부패는 사람을 늙게 하거나 죽게 하는 작용이다. 양쪽 다 미생물과 관계가 있지만, 한쪽은 살리는 방향으로 나아가고 다른 한쪽은 늙음이나 죽음으로 나아간다. 즉 미생물과 어떻게 공생하느냐에 따라서 사람은 되살아나거나 죽을 수 있다.

예컨대 발효식품이 몸에 좋다는 이유는 발효로 말미암아 영양가와 보존성, 맛이 좋아지기 때문이다. 이는 미생물의 힘이 식품의 질을 높여서 사람을 살린다는 의미일 것이다. 이러한 발효식품을 먹으면 장 활동이 활발해져서 몸과 마음이 건강해진다.

식물을 먹는 행위는 삶의 토대이며, 미생물과의 공생은 '더 나은 삶'의 토대이다. 우리는 눈에 보이지 않는 존재와 함께 사는 덕분에 인생의 질을 높일 수 있었다.

장 속 세균 가운데 장과 성질이 잘 맞는 균(유익균)의 비율이 20%를 차지하면 유해균도 눈치꾼균도 모두 공존하면서 장 속 환경이 조화를 이룬다. 우리가 사는 사회도 마찬가지다. 부패를 일으키는 무리를 억지로 제거하지 않고 함께 공존할 수 있도록 환경을 조성하면 현대사회도 얼마든지 조화를 이루며 잘살 수 있다.

의식주의 모든 것을
발효시키자

우리 삶에서 발효시켜야 하는 것은 음식만이 아니다. '나의 가치'를 높이는 것도 발효라 할 수 있다. 사람들은 자신의 가치를 높이기 위해 부단히 노력한다. 예를 들어 양복이나 잡화, 장식품을 좀 더 좋은 물건으로 갖고 싶어한다. 조금 무리해서 고급 손목시계를 사려고 하는 것도 시계에는 시간을 알 수 있는 기능 외에 나의 가치를 높이는 기능이 있다고 믿어서 다. 너도나도 열심히 일해서 좋은 물건을 조금이라도 더 갖거나 몸에 지니고 기분 좋은 공간에 머무르고 싶어 하는 이유는 의식주가 만족스러우면 삶의 질이 높아진다고 느끼기 때문이다.

하지만 사람의 가치, 즉 품격은 돈의 많고 적음과 관계가 없다. 품격이 있는 사람은 분별력이 뛰어나고 됨됨이를 소중히 여긴다. 식품으로 치면 수년 동안 숙성시킨 된장과 같다.

생명력을 기르고 감각과 감성을 갈고닦고 품격을 높이는 것이 '나를 발효시키는 것'이라고 생각하면 자연에서의 관계가 더욱 떼려야 뗄 수 없는 것으로 바뀐다. 지금까지 과학의 세계는 이런 관계를 대수롭지 않게 보고 수치로 나타낼 수 있는 것만 추구해왔다. 하지만 수치로 표시할 수 없는 것에 사물의 본질이 있다. 그 사실은 예술의 세계를 보면 분명해진다.

자신을 더욱 발효시키자. 스스로를 발효시키는 데는 의식주, 즉 삶의 모든 요소가 중요하다. 건강이라는 작은 틀에서 벗어나 생명력을 높이는 것이 진정한 발효라고 인식을 바꿔보자. 한 사람 한 사람이 발효해서 생명력을 높이면 이 사회도 더욱 건강해질 것이다.

● 인생은 부패와 발효의 반복이다 ●

삶과 죽음

인생은 '부패'와
'발효'의 반복!

부패와 발효는 생활방식과도 관계가 있다. 나는 지금 어디로 가고 있을까,
어떻게 하면 나 자신을 발효시킬 수 있을까를 생각해야 한다.

03

먹을 수 없는
광물도
소중한 에너지원이다

시야를 넓혀 지구의 생태계를 보면서 사람과 물질의 관계를 다시 생각해보자.

생태계에는 동물, 식물, 미생물처럼 살아 있지는 않으나 다양한 종류의 광물이 존재한다. 생물은 서로 '먹고 먹히는' 관계를 맺고 있지만, 광물은 기본적으로 '먹을 수 없는' 세계에 속한다. 개중에는 미네랄로 섭취할 수 있는 것도 있으므로 광물을 전혀 먹을 수 없다고는 할 수 없지만 먹을 수 있는 종류는 극히 적다. 인체에서 미네랄이 차지하는 비율은 몸무게의 5% 정도이다. 이러한 광물을 '무기질'이라고 하고, 생물의 몸체를 만드는 탄수화물·지방·단백질을 '유기질'이라고 한다. 조금 더 정확히 말하면, 이 영양소뿐만 아니라 인체에 서식하는 세균·바이러스, 또는 효소·미토콘드리아·DNA 등도 기본적으로 유기질로 이루어져 있다. 그래서 생명활동의 모든 것이 유기질에서 일어난다고 착각하기 쉽다. 하지만 지구 전체를 생각할 경우 생명활동의 토대가 되는 것은 오히려 무기질이다.

사람은 누구나 죽으면 태워져서 뼈와 재로 변한다. 유기질에서 무기질로 변해서 흙으로 돌아가는 것으로 일생을 마치는 것이다. 유기질이 삶의 세계라고 하면, 무기질은 죽음의 세계이다. 다시 말해, 유기질로 된 우리의 처지에서 보면 광물은 살아 있지 않다. 그런데 죽은 것이라고 해서 불필요한가 하면, 그렇지도 않다. 왜냐하면 인체가 흡수해서 활동 에너지로 바꿀 수 없는 광물이더라도 우리의 생명활동에 뚜렷하게 영향을 미치기 때문이다. 다시 말해서 광물은 미네랄뿐만 아니라 다양한 모습으로 우리와 밀접한 관계를 맺고 있다.

그렇다면 광물은 어떤 모습으로 우리와 관계를 맺고 있을까? 예를 들어 음식을 담는 그릇을 머리에 떠올려보자. 옹기그릇, 사기그릇, 찻그릇 등은 모두 광물로 이루어져 있는데 같은 커피여도 일류 도예가가 만든 찻잔과 종이컵에 담긴 것은 그 맛이 분명히 다르다. 요컨대, 따르거나 담는 그릇이 바뀌었을 뿐인데 그 음식의 질이 달라진 듯이 느껴진다. 이는 단순한 기분의 차이일까, 아니면 뇌가 만들어낸 환각일까?

● 생태계는 둘로 나뉜다 ●

먹을 수 있는 세계
(유기질)

먹을 수 없는 세계
(무기질)

우리가 살아가는 데는 유기질(식품)만 중요한 것이 아니다. 먹을 수 없는 무기질
(광물)도 우리의 몸과 마음에 여러 가지 형태로 영향을 미친다.

수치로 나타낼 수 없는 세계에
어떻게 접근해야 할까?

커피와 같이 담기는 그릇에 따라 맛이 좌우되는 사례는 종종 있다. 텔레비전에서 선전하는 일류 식당이라는 사실만으로 기분이 좋아지고 요리가 더 맛있게 느껴지는 경우도 그렇다. 이를 두고 플라시보(placebo, 위약) 효과라고 말하는 사람도 있다.

하지만 과연 그럴까? 알다시피 질의 변화를 확실히 느끼더라도 그것을 과학적으로 측정하거나 수치로 표시하기가 어렵다. 수치로 나타내지 못한다고 해서 존재하지 않는다고 할 수 있을까? 쉽게 결론이 날 이야기는 아니지만 광물의 세계는 이같이 수치로 드러낼 수 없는 '무엇인가'와 밀접하게 연결되어 있다. 이는 삶의 에너지에 맞서는 죽음의 에너지에 비유할 수 있다.

죽음의 세계에 대해 철학에서는 형이상(形而上, 형체가 없는 관념의 영역)이라는 표현을 쓴다. 형이하(形而下, 형체가 있는 물질의 영역)와 형이상, 이 두 가지가 합쳐져서 이 세계를 이루고 있다. 광물, 즉 무기질의 세계는 그 자체가 소재(素材)인 동시에 물질(원소)이다. 하지만 그 세계에는 물질적인 차원(형이하)만으로는 완벽하게 설명할 수 없는 '무엇인가(형이상)'가 존재한다.

그 '무엇인가'란 과학과 예술의 차이와도 일치한다. 과학의 건너편에는 예술의 세계에서 나오는, 형태가 없는 또 하나의 생명의 본질이 숨겨져 있다. 이는 '에너지 비슷한 것'이라고 밖에 표현할 방법이 없다.

예를 들어 '분위기'라는 말을 생각해보자. 눈앞에 있는 사람이 세련되었다거나, 관록이 있어 보인다거나, 즐거워한다거나 하는 것을 인식하는 부위는 분명히 뇌다. 하지만 그렇게 감지하려면 그 사람에게서 무엇인가가 발생해야 한다. 이와 마찬가지로 음식을 보기 좋게 담으면 아주 맛있게 느껴지며 기분마저 흥겨워진다. 이렇게 느끼는 기관도 뇌다. 뇌가 이렇게 느끼는 이유 역시 무엇인가가 생겼기 때문이다.

뇌는 대상이 있기에 거기에서 무엇인가를 느낀다. 뇌는 무엇을 알아채고, 무엇에 감동하는 것일까?

과학으로는 설명하기 힘들지만 동양에서는 이를 '기(氣)'라고 일컬으며 하나의 에너지로 인식한다. 에너지, 즉 기가 세거나 약하다고 느낄 수 있는 대상에는 사람도 포함된다. 사람의 육체도 단백질과 지방의 덩어리에 불과하지만 이것이 전부는 아니다. 우리는 다른 사람에게서 에너지 비슷한 무엇인가를 느끼고 그 사람의 가치를 나름대로 감지한다.

이런 가치는 과학적으로 검증될 수 없어서 뇌의 작용이라고 표현할 수밖에 없다. 그렇다고 존재하지 않는 것으로 단정해버리면 가치 자체가 성립하지 않는 세계도 있다. 요컨대, 과학과 예술의 세계는 인식하는 체계가 완전히 다르다. 광물의 세계도 과학적 관점에서는 흔한 물질(돌멩이)에 불과하지만 과학의 틀을 벗어나면 다른 가치가 생겨난다. 이와 같은 것이 예술세계의 '인식'이다.

가치는 질에 따라서
결정된다

이렇게 생각하면 예술과 과학이 각각 존재하는 것이 아니라 '몸과 마음에 미치는 영향'의 차원에서는 그 가치가 같다는 점을 알 수 있다. '에너지가 높은 것', 더 알기 쉬운 말로 '질이 좋은 것'이라면 그것이 음식이건 그릇이건 간에 우리의 심신을 활성화하는 작용을 한다고 할 수 있다.

사람에게는 사는 집이 있고, 입은 옷이 있고, 먹는 음식이 있다. 이러한 의식주에서 생기는 모든 에너지의 질에 따라 자신의 건강 상태나 활력이 정해진다. 게다가 자기의 가치도 결정된다. 여기에는 유기물과 무기물, 심지어 자신이 머무는 공간까지도 영향을 미칠 것이다. 광물의 세계에 주목하면 전형적인 '증거의 세계'인 영양학에서 입증할 수 없는 물질이 지닌 고유의 질, 즉 에너지를 자세히 살펴볼 수 있다.

영양학을 공부해서 식품이 함유한 미네랄의 소중함을 알고 이를 매일 섭취하는 것도 중요하지만 우리에게 영향을 미치는 것은 식품만이 아니다. 입으로 먹는 음식 이외에도 넓은 의미로 '영양 공급'이나 '먹는 행위'가 되는 물질도 있다. 유기질, 무기질 등 이 세계의 만물이 마지막에는 원소로 되돌아간다는 이치를 생각하면 '모든 사물이 연결되어 있다'고 생각하지 않을 수 없다.

결국 콘크리트로 지어진 건물도, 페트 용기도, 즉석식품도 원소로 만들

● 이 세계를 더 폭넓게 느끼자! ●

'부분'을 뽑아낸 것

양의 세계 :
수치로 표시할
수 있는
과학의 세계

생각한다
: 뇌(머리)

질의 세계 :
수치로는 나타낼 수 없는
예술의 세계

'전체'와 연결된 것.
느끼고 움직인다 ⇨ 감동

느낀다
: 장과 엉치뼈(뱃속)

뇌가 인식할 수 있는 범위는 이 세계의 극히 작은 일부이다. 숫자로 환산될 수 없는 세계에 연결되려면 '머리로 생각하는 것'과 다른 회로가 필요하다. '느끼는 힘', 즉 뱃 속의 힘을 길러서 과학과 예술, 이 두 영역을 융합해나가자.

어졌다는 점에서는 같지만 각각 고유의 에너지, 본연의 질감을 나타내면서 존재한다고 할 수 있다. 이렇게 질에 따라 가치가 정해진다는 이치를 이해하면 한 끼의 식사에서도 다른 의미를 느낄 수 있을 것이다.

중요한 점은 무엇을 먹어야 좋을까가 아니라 질이 좋고 에너지가 높은 식품을 어떻게 섭취해야 할까 하는 것이다. 더 자유롭게, 멋있게, 행복하게 살고 싶다면 자신의 질을 높여야 한다. 그렇다, 생명력을 높이는 일에 의식을 집중하자.

물론 하루아침에 초일류나 달인의 경지에 도달할 수는 없다. 품격 있는 사람으로 변신하는 것도 무리일 터이다. 생각한 대로 되지 않아서 괴롭기도 하고, 조급한 마음에 샛길로 빠질 수도 있다. 그렇더라도 한발 한발 발효된 삶에 다가가야 한다.

인체가 보내는 신호에 귀를 기울이면 자신이 참으로 무엇을 바라는지 스스로 알 수 있다. 그런데 자기 몸이 들려주는 목소리를 따르지 않으면서 도대체 무엇을 믿으려고 하는가? 신체는 그러한 경고 신호를 받아들여야 하는 바탕이며, 생각을 행동으로 바꾸는 귀중한 그릇이다. 자신의 몸이 더욱 건강하게끔 이를 소중하게 생각하자. 남과 조화를 이루면서 기분 좋게 살아가자.

이렇게 질을 소중히 여기며 살아가려고 노력하는 것이야말로 평온함이나 즐거움이 있는 감동의 세계에 이르는 길일 것이다.

어떠한 화학 변화가
일어날지는 오롯이
자신에게 달렸다.

장뇌력은 나의 힘

1 핵심은 '무엇이 옳았는가'가 아니라 '왜 잘되었는가'다. 먼저 자신에게 물어보자. "잘되는 사람과 잘되지 않는 사람의 차이는 어디에 있을까?"

2 생명력을 기르고, 감각과 감성을 갈고닦고, 품격을 높이는 것이 '나를 발효시키는 것'이다.

3 자신을 발효시키려면 의식주, 즉 삶의 모든 요소가 소중하다. 더 자유롭게, 멋있게, 행복하게 살고 싶다면 건강이라는 작은 틀에서 벗어나 '생명력을 높이는 일'에 의식을 집중하자.

이제 '나의 근본'으로 돌아가자

2011년 3월 11일 동일본대지진이 일어난 이후 일본 사람들의 의식이 크게 변했다. 그 변화의 밑바닥에는 이러한 생각이 깔려 있지 않았을까?

'지금까지 살아온 것처럼 앞으로는 살아갈 수 없지 않을까?'
'그럴지도 모르지. 그렇다면 앞으로는 어떻게 사는 게 좋을까?'
'이제부터는 어느 쪽으로 가야 할까?'

가야 할 길을 잘 모를 때는 원점으로 돌아가는 것이 좋다고 한다. 길을 잃었다면 잃기 전의 장소, 즉 '출발점'으로 되돌아가라고들 하는데 도대체 어디로 돌아가는 게 좋을까?

조금 과장해서 말하면, 지금 지구는 70억 명이나 되는 인구로 붐빈다. 게다가 인터넷이라는 통신망을 통해 하나로 묶이는 상황은 인류 역사상 아주 특이한 일이다. 더구나 원자력발전소 사고 같은 재난까지 일어났으니 돌아가려고 해도 어디로 가야 할지 몰라서 멍해지는 사람도 많을 것이다. 하지만 이 책의 독자라면 돌아가야 할 곳을 벌써 알았을 것이다.

우리가 돌아가야 할 원점은 다음의 두 가지로 요약된다.

- 우리도 생물이다.
- 먹음으로써 살아 있다.

요컨대 이 두 가지를 출발점으로 '나'라는 존재를 새롭게 인식하면 이 시대에 사는 우리가 무엇을 잃어버렸는지 무엇을 되찾으면 좋은지 그 해답을 찾을 수 있다. 물론 해답을 실현하는 일은 결코 쉽지 않다. 지금까지 살아온 방식을 어떤 형태로든 바꿔야 하므로 지혜도 필요할 것이고 고생을 많이 해야 할지도 모른다. 하지만 변화의 주체는 어디까지나 자기 자신이다. 사회가 나를 변화시키기를 바라면 실패하기 쉬우니 자신이 스스로 변한다는 생각을 하는 게 바람직하다.

이 책에 소개한 내용은 결코 추상적이지 않다. 자신이 생물이라는 사실을 인지하면 소화관인 장의 존재가 먼저 머리에 크게 떠오른다. 장으로부터 영양이 공급되어야만 활동하는 세포, 그 세포를 살리기 위해 에너지를 생산하는 미토콘드리아. 이 연결 관계 속에 여러분을 바꿀 수 있는 지혜가 무수히 숨겨져 있다. 막막해지기 쉬운 마음이나 의식 세계도 이러한 '생물로서의 나'와 관계가 있다. 이 관계를 소중히 여겨서 먼저 몸을 활기차게 하는 게 중요하다. 그렇게 하려면 식사의 본질을 바꿔야 한다.

세상살이가 막다른 골목에 이르고 마는 이유는 이런 관계가 끊어져서 몸을 내버리고 뇌가 꾸며낸 핑계만 내세우며 살기 때문이다.

"의욕이 있어도 몸이 따라오지 않는다. 아니, 몸이 움직이지 않으니까 의욕이 생기지 않는다. 결국 '난, 이제 끝이구나!'라고 생각해버린다. 포기하고 만다."

유감스럽게도 이런 악순환이 거듭되는 게 오늘날 우리 사회의 실상이다. 입으로만 "건강해지자!"고 외치면 세포가 변하지 않는다. 아무리 이념을 호소하더라도 현실은 바뀌지 않을 것이다. 살아오면서 터득한 지식을 옆으로 치워두고 "지금 여기에 내가 살아 있다"는 사실을 바탕으로 새로이 발상해 행동하자! '나'라는 존재의 뿌리에 눈을 돌려서 무엇을 할 수 있는지, 무엇부터 시작할 수 있는지 생각해보자!

이 책의 바탕은 그동안 취재차 만난 여러 전문가의 연구 내용과 착상이었다. 음식물과 장의 관계에 관해서는 신야 히로미(新谷弘実)·미츠오카 도모타리(光岡知足)·이사자와 야스에(砂沢佚枝) 씨, 미토콘드리아와 건강의 관계는 아보 도오루(安保徹)·요네카와 히로미치(米川博通) 씨, 장과 마음의 관계는 니시하라 가츠나리(西原克成) 씨, 자연면역은 나가하마 요지(長濱陽二) 씨, 생명과학의 전반적 내용은 구리모토 신이치로(栗本慎一郎)·무라카미 가즈오(村上和雄) 씨로부터 많은 것을 배웠다. 내용 중 '장·세포·미토콘드리아의 관계'는 생체에너지 파동의 연구가인 다네모토 다케시(種本丈司) 씨에게서 받은 식사에 관한 지도가 큰 힘이 되었다.

이해하기 쉽게 쓰려고 전문 지식을 최소한으로 줄여서 기술했지만, 이 책이 많은 권위자의 도움으로 저술되었다는 점은 말할 것도 없다. 전후 60년간 쌓아온 '지적 유산'을 조금이라도 더 반영해 많은 사람과 나누고 싶은 마음에서 집필했음을 밝힌다.

끝으로, 이 책이 나오기까지 힘을 보탠 모든 사람에게 감사의 말을 전한다.

나가누마 타카노리

'뇌의 지배'에서 벗어나자

이제까지 살아오면서 너무 장을 홀대한 듯하다. 배가 아프면 배탈인가 정도로 생각했지, 그 이상은 생각해본 적이 없었다. 하지만 이 책을 옮기면서 내 안의 목소리, 장이 말하는 메시지를 알게 되었다.

이 책은 이러한 실태를 다음과 같이 지적한다.

"현대인은 뇌에만 의존해 살다 보니 머리가 너무 커진 역삼각형 형태로 살아간다. 머리가 생각해낸 온갖 욕심, 고민, 걱정 등으로 말미암아 심신이 지쳤다. 머리에서부터 많은 것을 내려놓고 정삼각형 형태로 살아야만 진정한 삶의 의욕을 느낄 수 있다."

지금까지 지탱해온 생명활동의 원리를 바꾸자는 말이다.

사람은 누구나 머리로 생각하면서 살아간다. 하지만 사람도 생물이므로 생물의 관점으로 사는 게 바람직하다고 저자는 제안한다. 요컨대, 살아 있다는 현상으로 눈을 돌려보자고 한다.

삶의 기본이 '먹는 행위'라는 데는 이견이 없다. 즉 '살다'라는 말은 '먹다'라는 뜻이다. 생물 진화의 역사를 거슬러 오르면 두 행위의 관계는 분명해진다. 이 '먹다'라는 행위의 주체는 바로 장이다. 장은 뇌보다 훨씬 오래 전에 생겨났고, 생명의 고향과 같은 자리에 있다. 사람은 뇌를 발달시킨 덕에 고도의 지성을 갖추었으나, 뇌가 주인 행세를 하는 바람에 몸속 깊은 곳에 있는 생명의 뿌리로부터 상당히 멀어졌다고 한다. 또 저자는 우리가 이렇게 사는 현실을 실감하지 못해 뇌가 너무 발달한 탓에 '대갈장군'이 되고 말았다고 꾸짖는다.

우리는 누구나 자유롭고 편안하게 살기를 원한다. 이러한 소망은 몸의 구조를 이해해 효율적으로 다스릴 수 있으면 누구라도 실현할 수 있다고 저자는 말한다. 먼저 '먹는 행위'를 생각하면, 장은 음식물을 소화·흡수하고 배설하는 기관만은 아니다. 느끼는 구실도 한다. "'나'라는 존재는 어디에 있는 걸까? 어떻게 인식하는 게 좋을까?" 하는 철학적인 주제도 실은 장의 진화 과정을 살펴보면 한층 잘 알 수 있다.

생각하는 행위의 근본은 뇌에 있고, 느끼는 헹위의 근본은 장에 있다. 생물은 장에서 진화했으며, 뇌는 훨씬 뒤에 생겨났다. 생각하는 행위보다

느끼는 행위의 역사가 더 길다. 그러므로 생각하기 전에 먼저 장으로 느껴
보자. 느낀 대로 살아보자. 이렇게 생활방식을 바꾸면 눈앞에 놓인 어려움
을 극복할 수 있는 큰 힘을 기를 기회도 생길 것이다.

_ 배영진

옮긴이 _ 배영진

부산대학교를 졸업했다. 젊은 시절에는 육군본부 통역장교(R.O.T.C)로 복무하면서 번역의 묘미를 체험했다. 삼성그룹에 입사해 중역으로 퇴임할 때까지 23년간 일본 관련 업무를 맡았으며, 그중 10년간의 일본 주재원 생활은 지금의 번역가 인생에 큰 영향을 끼쳤다. 요즘은 일본어 전문 번역가로서 유익한일본 도서를 기획·번역하고 있다.

옮긴 책으로는《은밀한 살인자 초미세먼지 PM2.5》,《당뇨병, 약을 버리고 아연으로 끝내라》,《1일 3분 인생을 바꾸는 배 마사지》가 있다

장뇌력(腸腦力)

초판 1쇄 발행 | 2016년 7월 29일
초판 3쇄 발행 | 2020년 12월 31일

지은이 | 나가누마 타카노리
옮긴이 | 배영진
펴낸이 | 강효림

편집 | 곽도경
디자인 | 채지연
마케팅 | 김용우

종이 | 화인페이퍼
인쇄 | 한영문화사

펴낸곳 | 도서출판 전나무숲 檜林
출판등록 | 1994년 7월 15일·제10−1008호
주소 | 03961 서울시 마포구 방울내로 75, 2층
전화 | 02−322−7128
팩스 | 02−325−0944
홈페이지 | www.firforest.co.kr
이메일 | forest@firforest.co.kr

ISBN | 978−89−97484−78−2 (03510)

이 책에 실린 글과 사진의 무단 전재와 무단 복제를 금합니다.
※ 잘못된 책은 구입하신 서점에서 바꿔드립니다.

전나무숲 건강편지를
매일 아침, e-mail로 만나세요!

전나무숲 건강편지는 매일 아침 유익한 건강 정보를 담아 회원들의 이메일로
배달됩니다. 매일 아침 30초 투자로 하루의 건강 비타민을 톡톡히 챙기세요.
도서출판 전나무숲의 네이버 블로그에는 전나무숲 건강편지 전편이 차곡차곡
정리되어 있어 언제든 필요한 내용을 찾아볼 수 있습니다.

http://blog.naver.com/firforest

 '전나무숲 건강편지'를 메일로 받는 방법 forest@firforest.co.kr로 이름과 이메일 주소를
보내주세요. 다음 날부터 매일 아침 건강편지가 배달됩니다.

유익한 건강 정보,
이젠 쉽고 재미있게 읽으세요!

도서출판 전나무숲의 티스토리에서는 스토리텔링 방식으로 건강 정보를
제공합니다. 누구나 쉽고 재미있게 읽을 수 있도록 구성해, 읽다 보면 자연스럽게
소중한 건강 정보를 얻을 수 있습니다.

http://firforest.tistory.com